JN071605

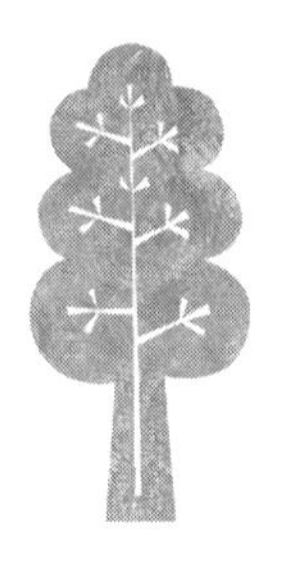

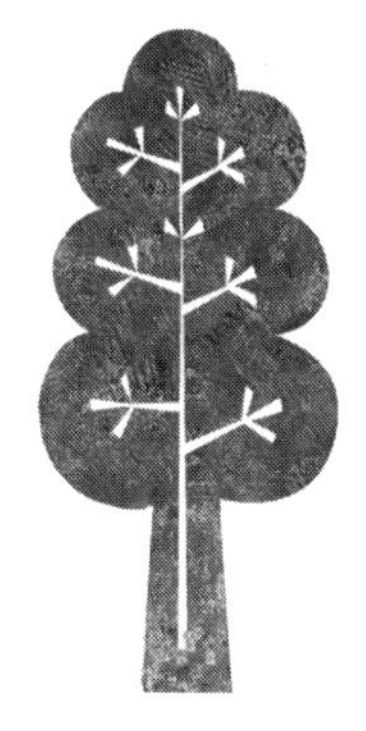

死を意識して生きる希望

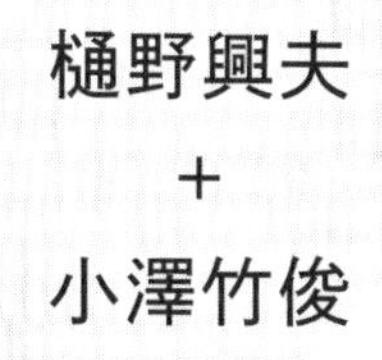

樋野興夫
＋
小澤竹俊

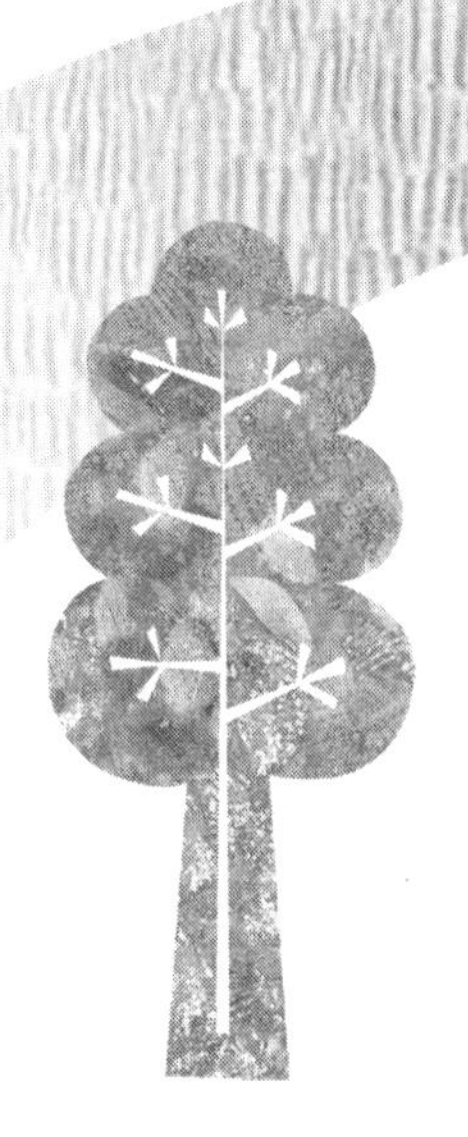

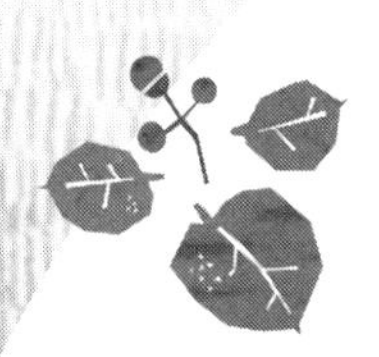

Forest Books

はじめに

日本は超高齢化社会に入り、二〇四〇年には、三人に一人が六十五歳以上の高齢者となります。それはとりもなおさず「多死社会」となることを意味します。労働人口は減り、社会保障は借金（国債）頼みで増えていく中で、安寧な終末期を迎えるのは難しくなっていくと予想されています。

本書では、終末期の在宅医療と心のケアに取り組む医師と、がん患者の心の拠り所となるカフェを全国各地で主宰する医師のお二人による対談を通して、これからやってくる時代に希望を持って歩む道を探りたいと思います。

フォレストブックス編集課

目次

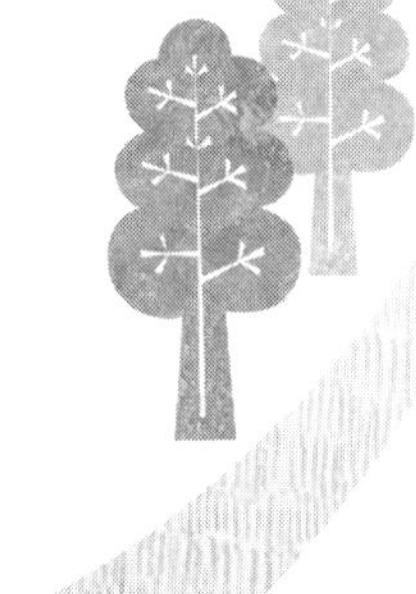

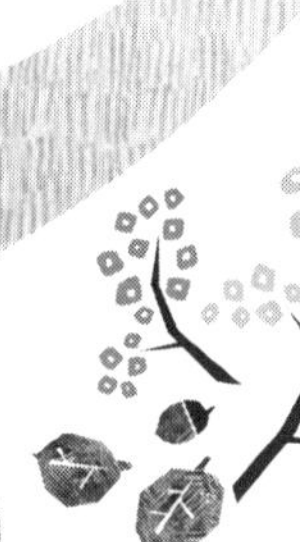

第3章　死と向き合う医療を支える心　83

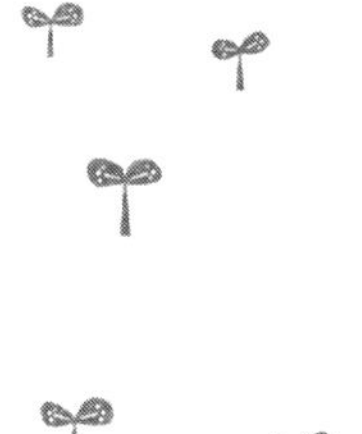

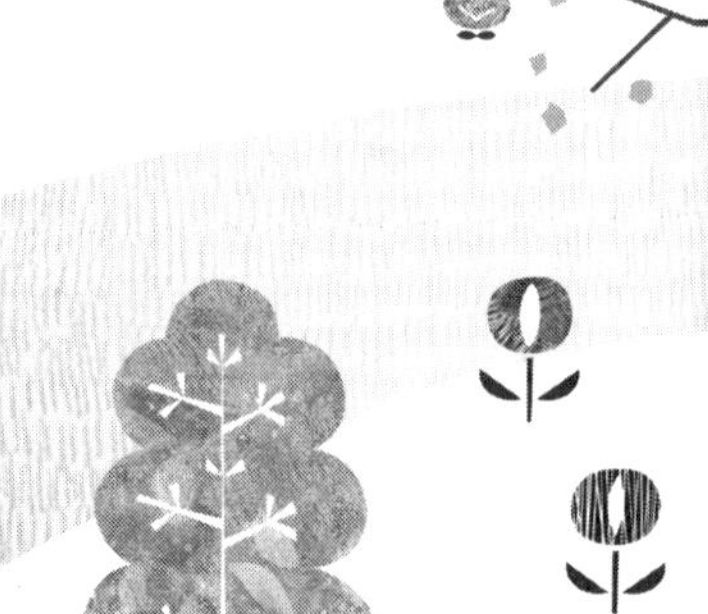

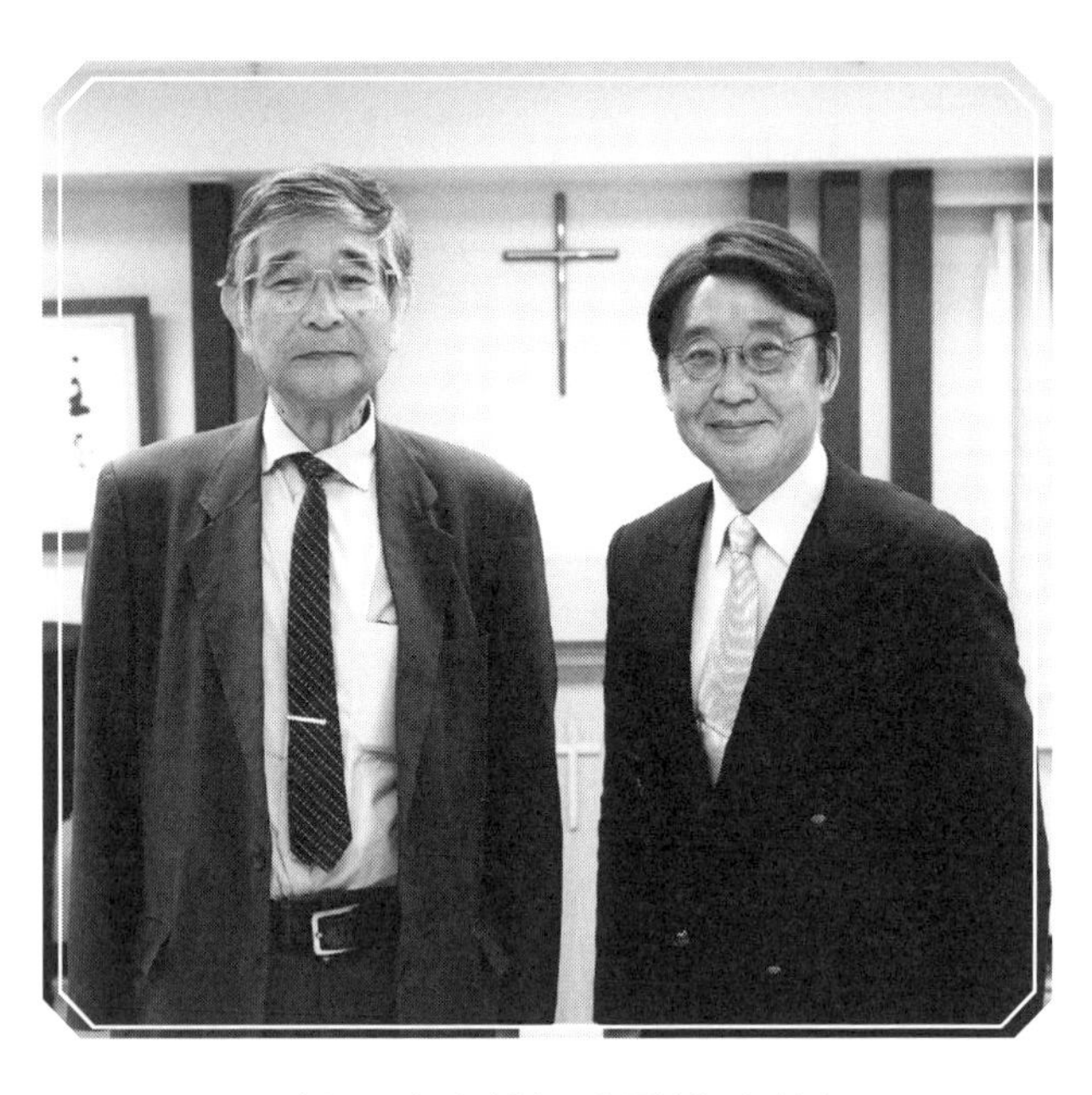

樋野興夫氏（左）、小澤竹俊氏（右）

第 1 章

死を意識した方々と向き合う

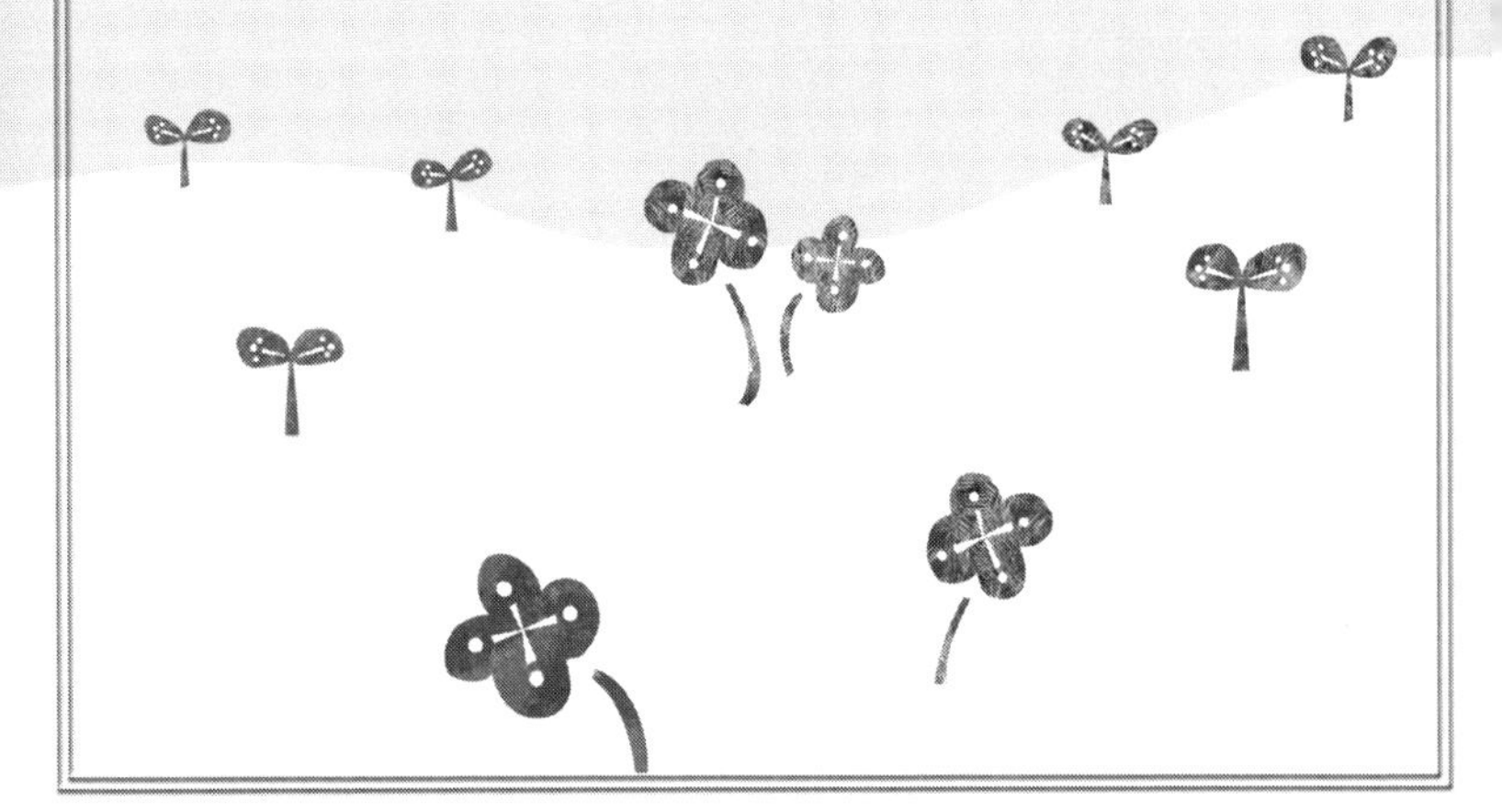

現在の働き

――お二人はいま、どんなことをメインに動かれているのでしょうか。

樋野　僕は、順天堂大学の病理学の授業を何コマかやってますね。その他、他大学で授業を行うこともあります。週に一回は病理診断を頼まれてやっていると、これも二、三時間費やしています。

その他、がん教育を小学校の授業でやっています。文部科学省が、がん教育をするように通達を出し「がん教育プログラム[1]」を進めていますが、僕は東京の文京区のスーパーバイザーを依頼され、小学校の授業に行っています。今は文京区以外にも東京都の世田谷区や東久留米市でもやっています。主に五、六年生が、がん予防という知識だけでなく、いざ罹患した時に、いかに対応するかをテーマに考えます。自分が*がん*になるか家族が*がん*になるか、そのときどのように対応するかという学びが小学生には必要だと思います。小学生は、生きる死ぬってい

1　がん教育プログラム　小学校～高等学校で、健康教育の一環としてがんについての正しい理解と、がんと向き合う人々に対する共感的な理解を深め、自他の健康と命の大切さについて学ぶことが、学習指導要領で定められている。

うことはまだよく分からないながらも、それを意識することは大切なのですね。
そこでは、がんが〝解決〟しなくても〝解消〟はすることを伝えます。問題があっても問題を問わなくなるのが解消です。

――小澤先生のお働きの中心は、末期の方の在宅医療の支援でしょうか。

小澤　平日はだいたい診療に当てて、だいたい月に四日、当直になります。講演も行っていて、コロナ前は年間五十週のうち三十〜四十週は地方に出ていました。コロナでだいぶ講演が中止になりましたが、ようやくここにきて増えてきました。最近はオンラインがあるので、平日の夜に地方の講演を移動せずに、午後六半まで仕事して、七時から講演という形で入ることがあります。

――診療での訪問と外来の割合は、どのくらいの感じでしょうか。

小澤　外来もやっていますが、どちらかというと、元気に歩いて来てくれる患者さんのためにクリニックを開こうとは思わなかったので、訪問が主体です。今まで贔屓にしてくださっていた患者さんがいらっしゃるので、週に三日ほど、半日、クリニックにいますが他は全部、訪問にあてています。

――訪問診療では、緊急に出なくてはいけないこともあるのでしょうか。

小澤　患者さんの具合が悪ければ、昼夜問わず行きますが、一応枠としては午後一時から夕方五時ぐらいは訪問、もしくは平日の昼間、朝から動ければ九時過ぎから訪問が始まり、昼休みを挟んで夕方までというところです。うちはあまり商売が上手ではないので、たくさん診るよりも丁寧に、午前に三～四件、午後も同じくらいの数です。

――夜中に行かないといけない時は多いのでしょうか。

小澤　もちろん。これは待ったなしですから、安息日がないと言ったら怒られてしまうのですが、人が井戸に落ちたら何曜日でも助けるのが正しい道なので、必要があれば飛んで行きます。もともと三次救急[2]にいた人間なので、待つのは好きではないのです。

――今、何人くらい担当されているのですか。

小澤　クリニックとしては約三百五十人ぐらい。ただ私以外にも常勤、非常勤の医師がおりますので、そう考えればそんなに多くはありません。

2　三次救急　重篤な患者を見る救急の医療機関で、一次、二次では対応できないケースを受け持つ医療。

――医療スタッフで、医師は何人くらいいるのですか。

小澤　ドクターが常勤で五人、非常勤合わせると、十六名います。

――以前、やがて高齢化が進んで多死社会となり、日本の医療が対応しきれなくなるだろうから、それに備えていると発言されていましたね。

小澤　二〇四〇年に、三人に一人が高齢者になると厚労省では推計しています。そんな時代が来ると、一一九番しても救急車がなかなか来ない。もし来ても受け入れ病院がないために置いていかれる、という事態を想定しています。

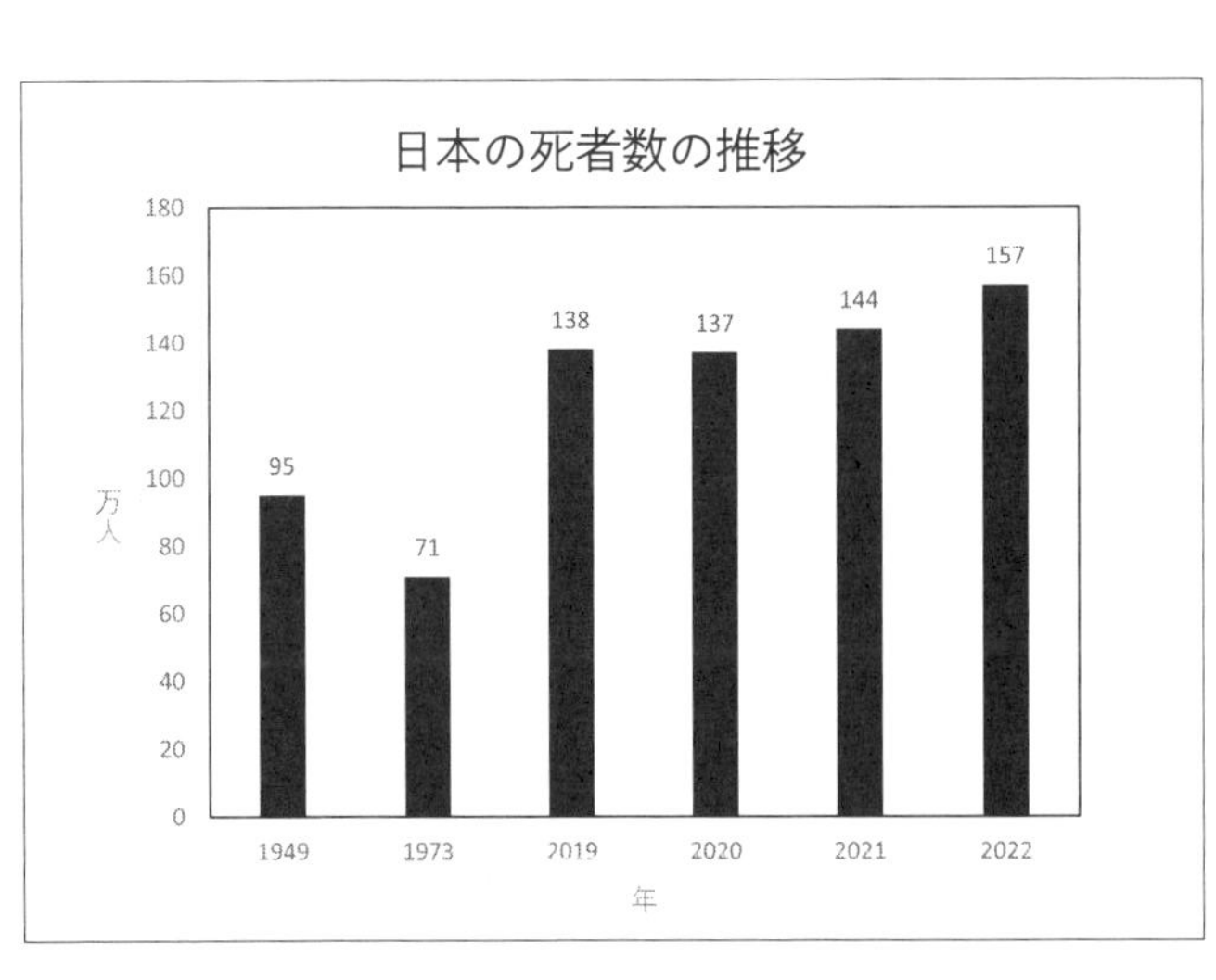

それは、コロナ禍の最盛期に現実になりました。私が一人で当直の時に、在宅での看取りでうかがった患者さんは、コロナ陽性でした。その方はもともと家で終わりの時を迎えたいという方だったのですが、コロナで急に熱が出て、状態も変わり、家族も驚いたこともあって、夜の十一過ぎに救急車を呼んだのですね。ところが、受け入れ病院がまったくなく、かかりつけ医の私に連絡が来ました。急いで往診に行き、必要な点滴等を在宅で始めました。そして、その後話し合った上で、その方は自宅での最期を希望されたので、無事に最期まで関わることができました。

そういう在宅医が多くいればいいのですが、在宅医療を行う開業医の一部には、高い管理料をもらいながら、夜中や祭日、年末年始等はまったく動けないというケースが現実にあるのではないかなと思います。今、それをカバーできるような体制を構築しようと動いているものの、いざという時にかかりつけの在宅医と連絡が取れなかったり、困れば救急車でどこかの病院に行ってね的な対応があったりします。つまりかかりつけ医でいながら、かかりつけになっていないことが、今回のコロナ禍では実際にあったように思います。
看取りの働きをするようになって三十年以上になり、四千人以上の方々とお別れをしてきましたが、思うようにならない、こうだったらいいなということがまず通じない。だからこそ、何があっても驚かないし、すべてに感謝して対処するのみです。

――医療以外に、エンドオブライフ・ケア協会という団体の活動をされていますね。

小澤　ホスピスのマインドを社会にフィードバックする活動をしています。その主戦場は学校です。つまりホスピスで学ぶエッセンスは、今の医学では解決できない困難があります。主に学校では、問題を解決することには長けていますが、解決できない問題は、見て見ぬふりをすることが多々あります。ホスピスで学んできたエッセンスは、たとえ解決できない苦しみを抱えたとしても、穏やかに生きていくためのヒントになります。それは病気に限らず、解決の難しい問題についても言えることで、「なぜ試合に負けるのか」、「なぜ私だけなのか」という人生のいろいろな困難や苦しみとの向き合い方に役立ちます。学校だけではないですが、今の文明は問題解決思考なので、問題があれば何か答えを出すことを求められます。

そういうとき、解決できるものはよいのですが、解決できないものは残り続けます。看取りの現場では、解決が困難な苦しみに直面しながら、私たちがその困難とどう向き合っていくとよいのかという問いを常に持っています。そこで蓄積した困難との向き合い方は、今の社会にとって大きな福音になると思っています。活動の方向性としては地域包括ケアであったり、地域の中における担い手づくりです。

——学校というと小中高ですか。

小澤　すべてではあるのですが、今の中心は小学校高学年から大学生で、私ひとりではとても手に負えないので、この二年間で「脱小澤」を目指しています。「エンドオブライフ・ケア協会」という団体を作り、私以外の者が共通の教材を持って、それぞれの地域に出かける仕組みを作っています。今はおかげさまで認定講師が百九十人いて、この活動を行っています（二〇二三年九月現在）。最年少は中学三年生です。

――中学三年生が、このテーマを語るのですか。

小澤　はい、「この苦しみから私たちは一体何を学ぶのでしょうか」というテーマで。私が二〇〇〇年くらいから行っていた「いのちの授業」のエッセンスを、医師ではない人も学べるようにしました。ホスピスの現場から生まれたマインドを学ぶことができます。

――その活動では、答えの出ない苦しみの中でも生きる希望を見いだす方法を伝えるのが中心でしょうか？

小澤　そうですね。自分は誰からも必要とされない、自分なんて死んだほうがよいんじゃないかと思っている子どもたちは決して少なくないと思います。限定された「役に立つ」という価値基準に合わない人も、ここにいてよいと思える軸がないと、たぶん私たちは生きていけないのではないでしょうか。強い者だけが生き残り、弱い者は排除されるような社会は良い社会ではありません。弱さの中でもたおやかに生きていくことは、いまの社会にとってすごく大事になっている。特に格差が広がる中にあって、そこをどのように分かりやすい言葉で伝えていくのかが、活動の中心になると思っています。

医療の世界に入ったきっかけ

――医療の世界に入ったきっかけを、お話しいただけますか。

樋野　僕は、島根の無医村で生まれました。医者の少ないところで生まれて、三歳にして医者になろうと思いました。病理学を選んだのは、人と話すのが苦手だったからです。患者さんを直接診る臨床医ではなく、顕微鏡でがんを診断し、生きた人間が相手ではない病理学に進んだのです。

そして、がん研究所[3]で病理学の恩師となる人に出会って、そこから病理の世界に深入りしていきました。アメリカで研究をしていた時に、遺伝性のがんに取り組みました。その時に結節性硬化症という遺伝性のがんを見いだしました。その

3　1908年に設立された、日本初のがん専門の研究機関。日本におけるがん研究および治療の最高峰機関の一つ。

仕事をしていたときにアスベストの中皮腫のマーカー[4]も分かって、順天堂大学でアスベスト中皮腫外来を二〇〇五年に始めたのです。すると、たくさんの人が面談に来られたので、そうした人たちを対象にした外来が必要だと思って二〇〇八年にがん哲学外来を順天堂で始めたということです。その後、大学以外でも始めたのがいまの活動につながっているという状況ですね。

――がん哲学外来は、がん哲学外来カフェ（以下、がんカフェ）につながっていきますが、それはどんな活動ですか。

樋野　医療現場は患者の治療で手一杯で、患者の精神的苦痛のケアまではできません。その隙間を埋めるために「がん哲学外来」を作りました。科学的にがんについて学びつつ、がんを抱えながらどう生きていくのかを哲学的に考える場です。設置場所は、病院などの医療機関だけでなく、集まりやすい場所で行われています。そこから波及して、がん患者の対話の場である、がんカフェも全国で行われています。

――小澤先生は、どんなきっかけで医療の世界に入ったのでしょうか。

4 がんのマーカー　血液や尿などに含まれる、がんを特定する物質。がんの種類ごとに違っており、この場合は、がんの一種である中皮腫を特定する。

小澤　実は、小さい頃は医者にだけはなりたくないと思っていました。針を刺すことが嫌いですし、血を見ることも嫌いでした。母が高校の養護教諭だったこともあって、私は小学校時代はほとんど保健室で過ごし、保健委員をやっていました。その後、本格的に医師を目指したのは高校二年生で、いちばんのきっかけは「幸せ探し」でした。どんな仕事についたら幸せになれるのかという問いから出発しました。まさに哲学ですが、色んな本を読んだあげく、行きついたのはゲーテの『ファウスト』でした。そこには、一人称の幸せでは幸せになれない。本当の幸せは自分がいることで誰かが喜んでくれることから得られる、とありました。それで、苦しむ人の力になりたいと思うようになりました。はじめは医療ではなく、困っている誰か、海外での救援活動、海外青年協力隊などに憧れたのですが、その後、マザー・テレサ[5]のことを知り、彼女のメッセージである「あなたの住む国の最も貧しい人に仕えなさい」という一言が心に残り、日本で一番苦しむ人のために仕えるなら、人の命に関わる医者になろうと思ったのです。

しかし、その後の大学受験は、これまでの人生でいちばんつらかった。いま、

5 1910-1997年。インドのコルカタで、行き倒れの人など貧しい人々を助ける活動をした修道女。1979年にノーベル平和賞を受賞。

当直で真夜中に看取りで呼ばれるときも、眠くて苦しいものですが、高校三年生の医学部受験の時のほうがはるかに苦しかったと思います。模擬試験の結果から判定される合格可能性は、ことごとく五パーセント未満でしたから。本番の試験まで一年を切っていたのに、その状態だったのです。

その後の展開は、たぶん神様が導かれたのだと勝手に思っています。その時はまだクリスチャンではありませんでしたが、「求めよさらば与えられん」という聖書にある言葉が実現したというか、叩くと扉が開くというか。もう一回やれと言われても無理というくらい猛勉強し、現役で東京慈恵会医科大学に入学することができました。

――いま、看取りの活動をやっていますが、それをやるきっかけになったというのは？

小澤　大学を出る頃には医療過疎地で医者になりたいと考えました。医者の多いところで競争して外来の数とか売上を競争するよりも、医者の少ない地域に行くのが、医者を志した初心からして最善と考えました。私は東京生まれで、大学も東京にありましたが、卒業後は山形県に行きました。そして実際に農村での医療活動で学んだことの一つは、医療過疎地で生活をされている方以上にゆき届かない状態に陥っているのは、命の限られた人だと気づき、三十一歳の時にホスピスの医師になりました。当時全国にホスピスは十か所あるかないかという時代でしたが、神奈川にある横浜甦生病院のホスピスで働くようになったのです。

病理の道　がんの特性

――樋野先生は、長年がんと向き合ってこられましたが、そこから見いだしたことにはどんなことがあるのでしょうか。

樋野　僕がかつて在籍したがん研究所の所長から、こんなことを教えられました。それは、森を見て木の皮まで見るという教えで、病理というのはマクロからミクロに迫る。がんを手で触り、顕微鏡でがん細胞を見る、というものです。病理学の世界に入って正常細胞ががん細胞になるメカニズムを長年見てきましたが、その過程は、人間社会の一人の子が不良化するのと、よく似ています。がん細胞で起こることは人間社会でも起こるということです。
がんをいかにおとなしくさせるのかは、セルセルコミュニケーション、つまり、周りとの関係性にかかっている。がんは正常細胞（セル）とがん細胞（セル）のせめぎあいで進行具合が決まります。正常細胞が増殖すれば、がん細胞の増殖が抑えられる。正常細胞が劣化すれば、がん細胞は大きくなる。がん細胞ができても周囲の正常細胞がしっかりしていれば、がんは大きくならないのです。年を取ったネズミの肝臓にがんを植えたときと、若いネズミに植えたときで比べると、どちらのがん細胞が大きくなると思いますか。

――細胞が活発な若いネズミですか？

樋野　逆です。若いネズミは正常細胞が増えているから、がんは大きくならない（抑えられる）。年寄りのネズミは、正常細胞が劣化しているからがんが選択的に大きくなる。これが、セルセルコミュニケーションです。人間社会も同じで、ドロップアウトしそうな子がいても、周りがしっかりしていれば、悪くはならない。

ちょっと手を差し伸べるとおとなしくなる。

意外に深い、小学生たちの反応

――樋野先生、小学生向けの授業のことをもう少しお聞きできますか。

樋野　人間はみな個性が多様ですよね。だから人を簡単に非難したり評価したりしてはならんということを伝えます。個性は多様な人間の生命現象から生まれています。一個の受精卵から人間ができますが、我々の体には、組織や臓器が約二百種類あり、それぞれ機能が違い、多様な個性を備えています。それは世界の国や民族の数とほぼ同じです。生命現象から具象的に語るとそういうことです。

例えば肝臓に異変があると、人間の体全体で労わります。それが人間の生命現象なのです。国と同じです。どこかで災害があれば、社会全体で労わる。生命現象と、人の社会はよく似ているのです。地球全体が生き物のように動くのです。

小学生によくこういいます。みな独自の、価値ある個性を持っているのだから、まずそれに自分自身が気づくことが大切だと。そして、人生に期待すると失望に終わることもあるけれど、人生から期待される人間になれと。「人生に」ではなく「人生から」ということです。つまり、誰しも役割、使命があるので、それを見つけよということですね。

——その話の背後には、直接言わなくても、使命を与える神様の存在を意識しているのでしょうか。

樋野　僕は、いつも小学生の授業ではアダムとイブの物語、[6]エデンの園の話をします。何でエバはヘビ（悪魔）の誘惑に負けたのか、何でアダムとエバはエデンの園を追放されたのか、これを小学生に話します。みんなバカにするけどね（笑）。しかし、その話を聞いた生徒が家で夕食の時にご両親と話して、「今日、こういう話があったよ」と盛り上がったということもあったと聞きました。

——では、その授業は単にがんのことだけじゃなくてより幅広いことなのですね。

樋野　ええ。ただ、ほとんどの学生は内容を理解していませんよ（笑）。しかし小学生から大学生まで、いつも同じスライドを使います。小学生には難しいところ

6『聖書』の創世記に、神が最初の人間を作り、アダムと名付け、そのあばら骨からイブを作り、エデンの園で暮らしていたことが記されている。

もありますが、一人も寝ない。むしろ大学生のほうが半分寝てる。そして講演後の質疑応答で、小学生は質問をエンドレスで出してきますよ。

――それは食いついてますね。

樋野　それとね、小学生向けの授業で必ず最後に聞かれるのが、「先生の夢は何ですか？」ということ。僕がいつも言うのは、「天国でカフェを開く」ということ。誰と開くかと聞かれるから、勝海舟、新島襄、内村鑑三、新渡戸稲造、南原繁、矢内原忠雄など十人[7]の名前を言う。でも、分からない子が多いですが、中には「先生、私をお茶係にしてください」と言う子もいる。半ば冗談のような天国カフェの話を本気で言う人物が必要です。訳が分からないことを聞くのも、小学生にとってはよいと思います。「あれはどういう意味だろう」と、自分で考えるからね。こうしなさい、ああしなさいだけではダメです。僕の授業を聞いた小学生が、家に帰ってから家族に話し、そんなところから話が盛り上がって、それまで夕食の時に子どもと会話もしなかったのに、会話が弾んだという親からの感想ももらったことがありました。そうした過程を通して、小学生もその時抱えていた

7 ここに書かれた人物のうち、勝海舟以外はクリスチャン。勝も、宣教師一家を自宅敷地に住まわせるなど、キリスト教に親近感を感じていた。

悩みが解消することもあります。

――小澤先生の講演で、小学生たちの反応はいかがですか。

小澤　私は、ボケとツッコミを授業に使います。「なぜ人は大切なものを傷つけるのか」という問いがあります。頭では大事と分かっていても、人は大事なものを壊すことがあります。聖書にも、モーセが神様から頂いた石版を壊すシーンがありますが、それは最たる例だと思います。本当は大事に守らなければいけないものを、民が裏切って子牛像を作って騒いでいた様子に、神が怒りまくって壊すわけです。一般の小学校では、聖書の話はなじみがないので、サッカーのフランス代表の一人だったジダン選手がワールドカップの試合中に、相手選手に頭突きをして退場となった例を紹介しました。

彼はなぜそんなことをしたのかを三択で考えてもらいます。

1　相手を傷つけてよいと思った。

2　家族の悪口を言われた。

3　相手の選手の胸に蝿がとまっていた。

大阪だと続々と手が上がって、「監督とコーチから頭突きをしろと指示があった」という、選択肢以外のツッコミが入ったりするのですが、さすが大阪です（笑）。正解は二番[8]で、頭ではいけないと分かっていながら、人は暴力をふるったり、相手をののしったりする。その背景には、苦しみがあるし、人間は弱い者ですから、苦しみゆえに誰かを責めてしまうということがあります。

では、どうしたら人を責めず、あるいは自分に苛立たないでいられるのか。そういう問いがそこから生まれる。そこで問うのは「はたして人は苦しくても穏やかでいられるのか」という問いです。その可能性を一緒に探そう、と生徒に呼びかけます。たとえ闘病していても、穏やかに過ごせる人がいます。それは決して一部の人が起こす奇跡ではないのです。病気があろうがなかろうが、困難な中でなお自分を保って生きていける可能性があるということを、学校では話しています。

――エンドオブライフ・ケア協会の活動というのは、子ども向けだけですか。

小澤　いえ、大人も対象です。苦しむ人すべてが対象です。

8 2006年のサッカー・ワールドカップ決勝戦で、フランス代表のジダン選手が、相手選手から家族に関する侮蔑の言葉を受け、頭突きをし、退場となった。

――大人向けの講演会も開催されているのですか。

小澤　はい、専門職向けであったり、親の介護と仕事の両立であったり、認知症のサポートであったり、しかし苦しみは万人共通ですので、ホスピスで培った対人援助のエッセンスは、子どもだろうが大人だろうがお年寄りであろうが共通だと考えています。

――先生の活動の土台にはキリスト教信仰があると思いますが、それは活動の中で現場の皆さんに伝えることはあるでしょうか。

小澤　最終的にはそこに行きつくと思いますが、表現がなかなか難しいです。やはり聖書を知らない人にも役に立つように伝えるには限界があります。インマヌエル（「主、共にいます」の意）というキーワードに行き着くと思うのです。

多死社会への危機感

――多死社会への備えは、医療面だけでなく、もっと幅広い面での備えもしなくてはという危機感を、すごく持っていらっしゃるということなのでしょうか。

小澤　そうですね。特に医学的に治すことに関しては、教育はかなり進み、ある程度は数も質も、整ってきました。ちょっとコロナでだいぶその辺りの足下がすくわれはしましたが、それなりに対応できる治療医もいます。しかし、これからの社会を考えたときに、一人の医師で今までの病気をただ診断と治療をするだけでは、たぶん行き届かないこともある。もっと言うと多死の先に、人口減少時代がやって来ます。

――出生数は、二〇一六年に年間百万人を切った後も落ち続け、六年後の二〇二二年には七十七万人と急減していますね。

小澤　若い人が少なくなって、高齢者の割合がどんどん増えていく中で、社会保障を含めて、構造的に今までと比べて相当に不自由になり、それにともなって若い人の負担が増え、特に社会保障費の負担も含めて、格差社会がかなり進むはずです。それによって、シンプルに言うと、経済面も含めて苦しむ人がもっと増えます。

これまでの日本なら、困れば行政主体である程度は助けてくれましたが、そういう時代は終わると思います。かつて私がいた救命救急の現場では、心肺蘇生や延命治療などを希望しないにもかかわらず、三次救急病院に搬送されてしまい、希望しない医療を受けることになる場合がありました。その結果、請求される治療費は当然大きくなり、経済的に苦しくなる人も生まれるのです。今後それはさまざまな構造上の歪みをともなって顕在化していくでしょう。今までなら何とか行政によって、いわゆる公助で対応できていましたが、担う人材や財源の不足で、今後五年、十年、二十年とた

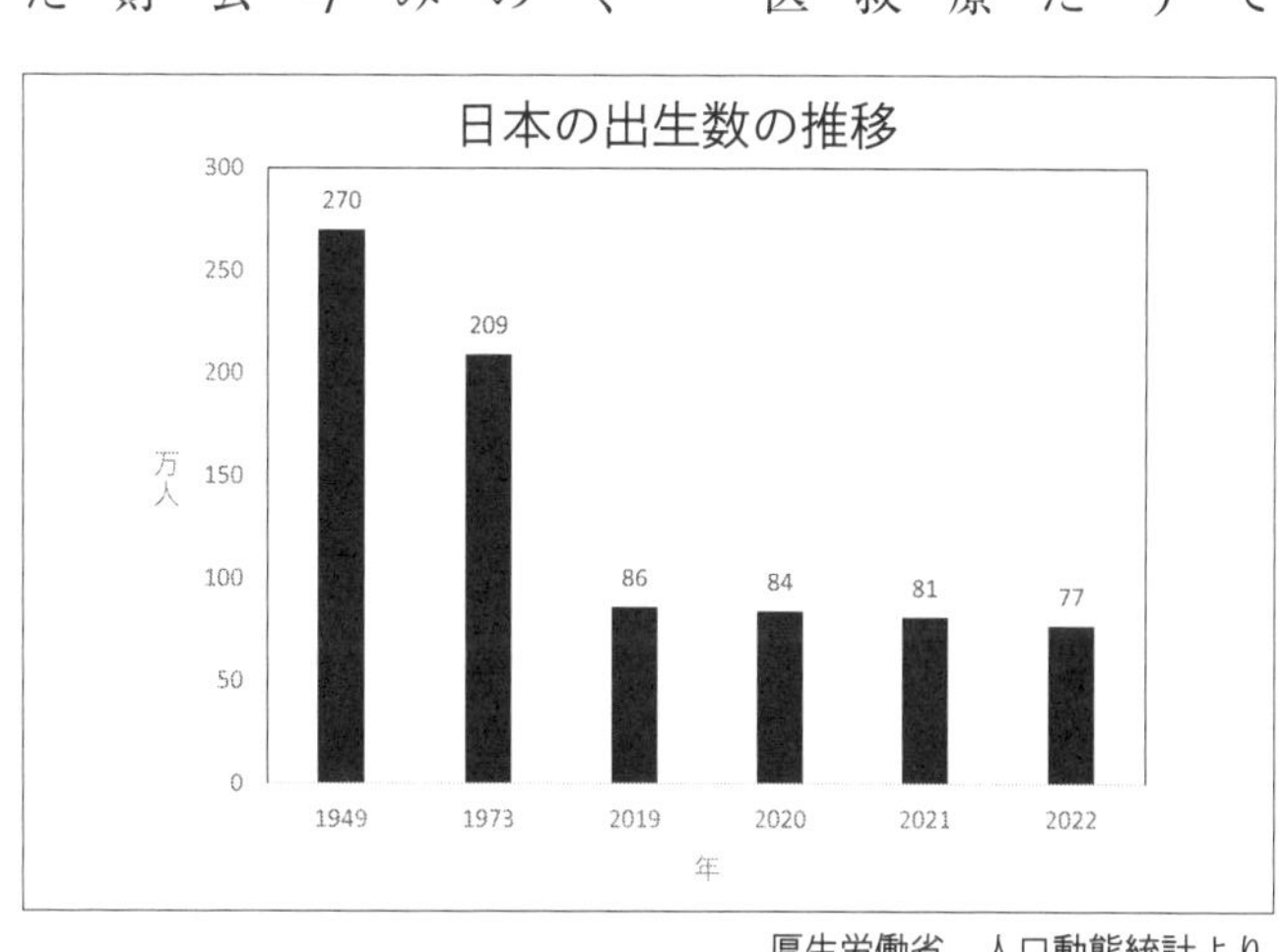

厚生労働省　人口動態統計より

つにしたがって、できなくなっていくと思っています。

そんな時代に、志のある温かな良き隣人が必要なのです。報酬を求めない〝良きサマリア人[9]〟が必要なのです。苦しむ人がいたら、温かな手を差し伸べられる人たちが、これからの時代に必要になるので、そういう人たちが、どうしたら増えていくのか。自分だけが良ければいいのではなく、同じ地域に暮らす、困っている人に気づき、行動できる担い手が。

それも問題解決だけでなく、問題がたとえ解決できなかったとしても、困っている、苦しんでいる誰かに、温かな思いをもって関われるような担い手がどうしたら増えていくのか、ということを問う中で、必然として、エンドオブライフ・ケア協会の活動は生まれたと思っています。

――それは、あくまでお金が介在しない形でということでしょうか。

小澤　もちろんです。行政の補助金に依存していたら、補助金がなくなったら止まりますから。もちろん寄付とかドネーションでの活動は基調になるでしょうけれども、私は原則、自立した活動でなければ、長続きしないと思います。カリスマ

9 聖書に書かれた例え話の人物。道端に倒れていた瀕死のユダヤ人を敵対していたサマリア人が助け、手厚く介抱した。ルカの福音書10章30～37節。

性のある人や偉い人がトップに立っていてはいけないと思います。そういう人がいなくてもそれぞれの地域で、仕組みとして広がるようなものでなければ、持続可能な働きにならないし、社会はたぶん変わらないと思います。

――じゃあ、関わる方は、ボランティアで活動をやっていくということなのですね。

小澤　そうです。エンドオブライフ・ケア協会の活動では、全国各地で、ファシリテーターやいのちの授業の講師が生まれています。でも、まだまだ小さなものです。社会を変えていく力になるには全然足りないですが、ただ、「求めよ、さらば与えられん」というか、こういう社会であってほしい、こういう担い手が地域に増えればいいと、そう願い祈れば、必ず一人が二人に、二人が四人になっていくと思います。おかげさまで少しずつ増えていきました。でも、まだまだこれからです。

――そういう意味では、樋野先生のがん哲学外来も、人の気持ちに支えられて広がっているというところで、共通点があると思うのですけれども……。

樋野　まあ、医者には二つの使命があって、一つは科学的な診断・治療を行う学者的な分野ですね。もう一つは、人間的な手を差し伸べる人間学ですね。だから、医療者には二つの使命がある。特に現代は、二番目の使命を世の中にもっと発信しないといけない時代になってきましたね。人間的な思いで手を差し伸べる、これが医者の使命ですね。

――がん哲学外来も、やはりボランティアの方々の支えが基本ですよね。

樋野　そうですね。担い手は医者であろうと、看護師であろうと、患者であろうと、市民であろうと、誰でもいいですね。

――かつて人が支え合って無料でやっていたことを、お金を介在させて有料サービスにしてしていくという潮流が強まっていますが、先生方のやっていることはまさに反対の流れです。そのギャップについて、どう感じておられるでしょうか。

小澤　ソーシャル・キャピタルという言葉があるのですが、心の外部性、別の表現をすると社会関係資本という言葉を使いますが、実際こういうお金ではないけれども、誰かのことを想う、互助の気持ちを基にした活動は、最近ある一定の割合で広がりはじめています。まだメジャーではないかもしれませんが。

その一方で、ＡＩ（人工知能）がどんどん進むと、たぶん人間の知恵を超えていくでしょう。いわゆるシンギュラリティーと言われる状態ですが、そうなると、人と機械であるＡＩを比較したとき、たぶんチェスや囲碁の世界では勝負には負けてしまうでしょう。そうすると、人と機械、どちらが優れているのかという話になる。私は、もちろん機械の得意な分野、つまり計算などは機械が優ると思います。でも、人が機械よりも優れているところがある。それは、人の弱さにあると考えています。

弱いからこそ、人の優しさ、誰かの優しさを感じることができる。人は弱い時に、逆に人に優しくなれる。だからこそ、これからの時代、格差が広がり、苦しむ人が増えていく一方で、その困っている誰かに気づき行動する人も私は増えていくのではないかと思っています。一人一人の内なる神様に気づき、誰かのために力になろうとする人が現れてくると私は予感しています。その時、その温かな気持ちを、孤軍奮闘せずに生かす仕組みをこれからの時代、それぞれの地域の中で作っていく。一人で頑張らないで、ゆるくつながれるようなネットワークが生まれ、誰かを想う良き隣人が、増えていくことを期待したい。そういった人たちが、さまざまなコミュニティーの中で繋がっていけば、お金とは違う、心の外部性として……、例えば、その最たる例が臓器移植かもしれません。あれはお金を介しません。お金を介したら、これは極めておかしなことになります。日本では献血であったり、臓器のドナーとしての登録といったものがあります。綺麗ごとではありませんが、社会が厳しいからこそ、無償の働きが支える社会であってほしいと思い、仲間と共にそういう活動を続けたいなと思っています。

――樋野先生も、こういうお金を介在しない、人の人を想う気持ちの強さのようなものみたいなところを感じられたりするのでしょうか。

樋野　そうですね。真実は無料ですね。タダですね。本物はゴミの中に輝きます。立派な建物にはない、誰でも捜せて誰でも見つけられるのが真実です。でも今は、がん患者の外来で、冷たい親族に悩んでいる家族も多いですね。冷たい親族に悩んでいる患者は、温かい他人を求めています。残念ながら、そういう社会ですね。

人生の目的は、品性の完成、品性のキャラクターの育成です。キャラクターに善悪はないけれども、それを良い性格にするか、悪い性格にするか、それを選ぶのは自由意志なのです。雨は誰にも降りますけど、傘を差すかレインコートを着るか、家の中に入るかは自由意志です。医療において患者も自由意志で、自分で何かを決める。そのために、医療者は純度の高い専門性と社会的包容力をもって患者に接する。それが重要だという感じがしますね。

――そういう先生の意思、もしくは提案を、樋野先生はがん哲学外来、小澤先生はエンドオブライフ・ケア協会で形にされている。それに賛同してくださる方が、少しずつ集まっているという状況に、人間に対する希望というか、手ごたえのようなものを感じているということでしょうか。

樋野　そうですね。がん哲学外来は、今はまだ二百弱ですが、全国に七千か所必要ですね。一万五千人の人口に一か所あると、患者は歩いても来れますね。目標までは、まだだけどね。そういう医療というか、社会を作っていく。だから、東京をメディカルタウンに、田舎で病院がないところはメディカル・ヴィレッジですね。一人の人間を癒やすためには、一つの村が必要である。そういう社会を作っていくのが、これからの向かうべきところじゃないですかね。

在宅医療と病院医療

——いま日本人が亡くなる場所は、約八〇パーセント、病院だそうですね。一方で、自宅で最期を迎えたいという人もいます。在宅の看取りをサポートしている小澤先生は、どう考えておられますか。

小澤　私は、在宅医療の現場にいるのですけど、一部の主張として、病院での終末期医療が間違いだというような意見があります。言葉がすごく難しいのですが、家に帰ってくると笑顔になり、病院にいるとなんか具合が悪くなる的なことを言う先生が中にはいるのですね。しかし、私はその対立というのはあまり良いと思っていなくて、在宅で行う医療も急性期の病院で行っている医療も共に苦しむ人の力になりたいという意味においては、本来同じであると思います。

ところがやはり、治すことのできる症状の人には、病院でも在宅でも多くの医療者にとって得意ではありますが、治す方法がなく、日に日に弱ってマイナスの気持ちを募らせていく人に、どう関わってよいかについては、在宅であろうと病院であろうと、医療現場のスタッフはあまり教育を受けていないのではないか。それは、今の病院だけでなく日本社会の在り方が現れていると思います。

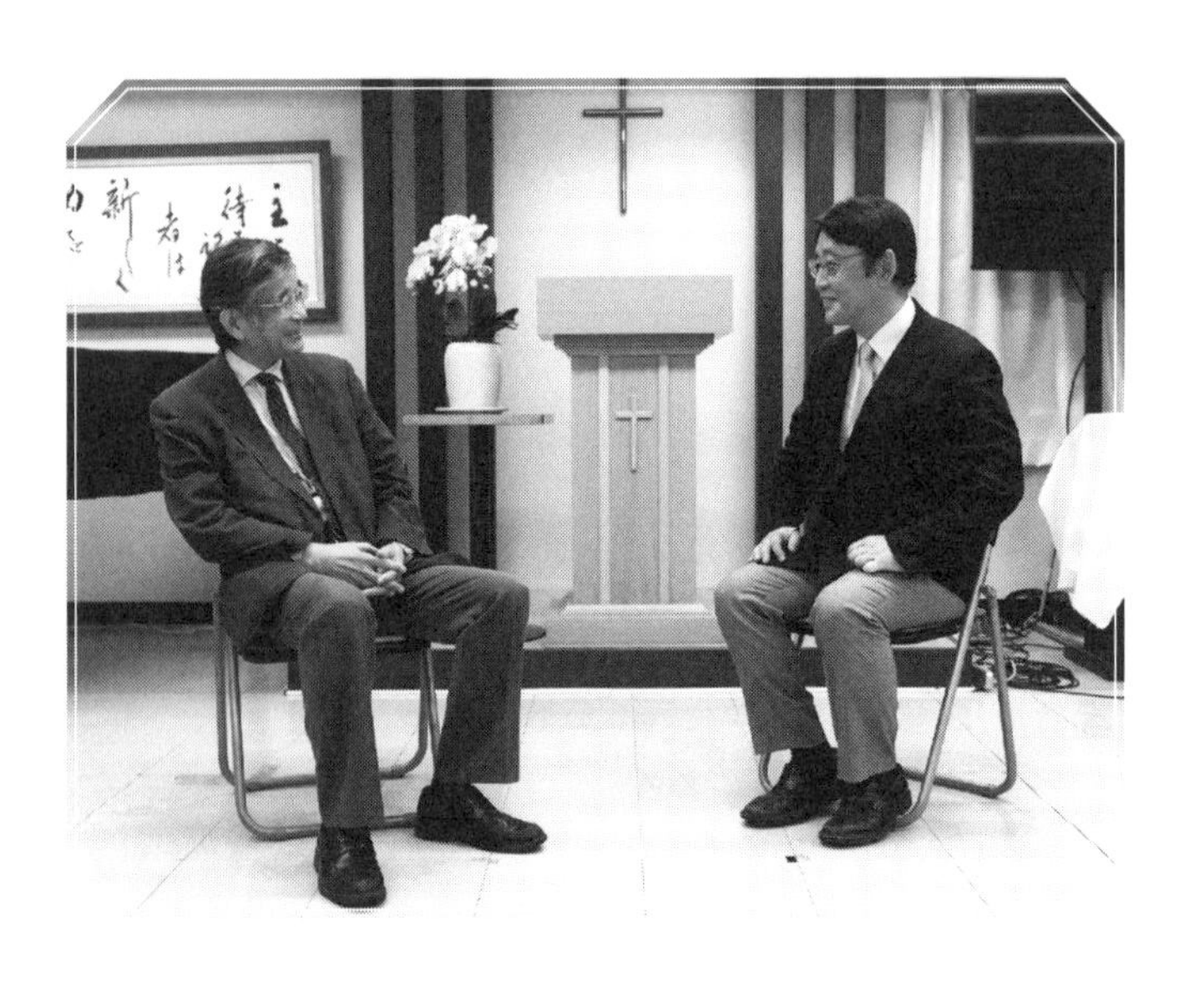

第2章

解決できない苦しみと向き合う

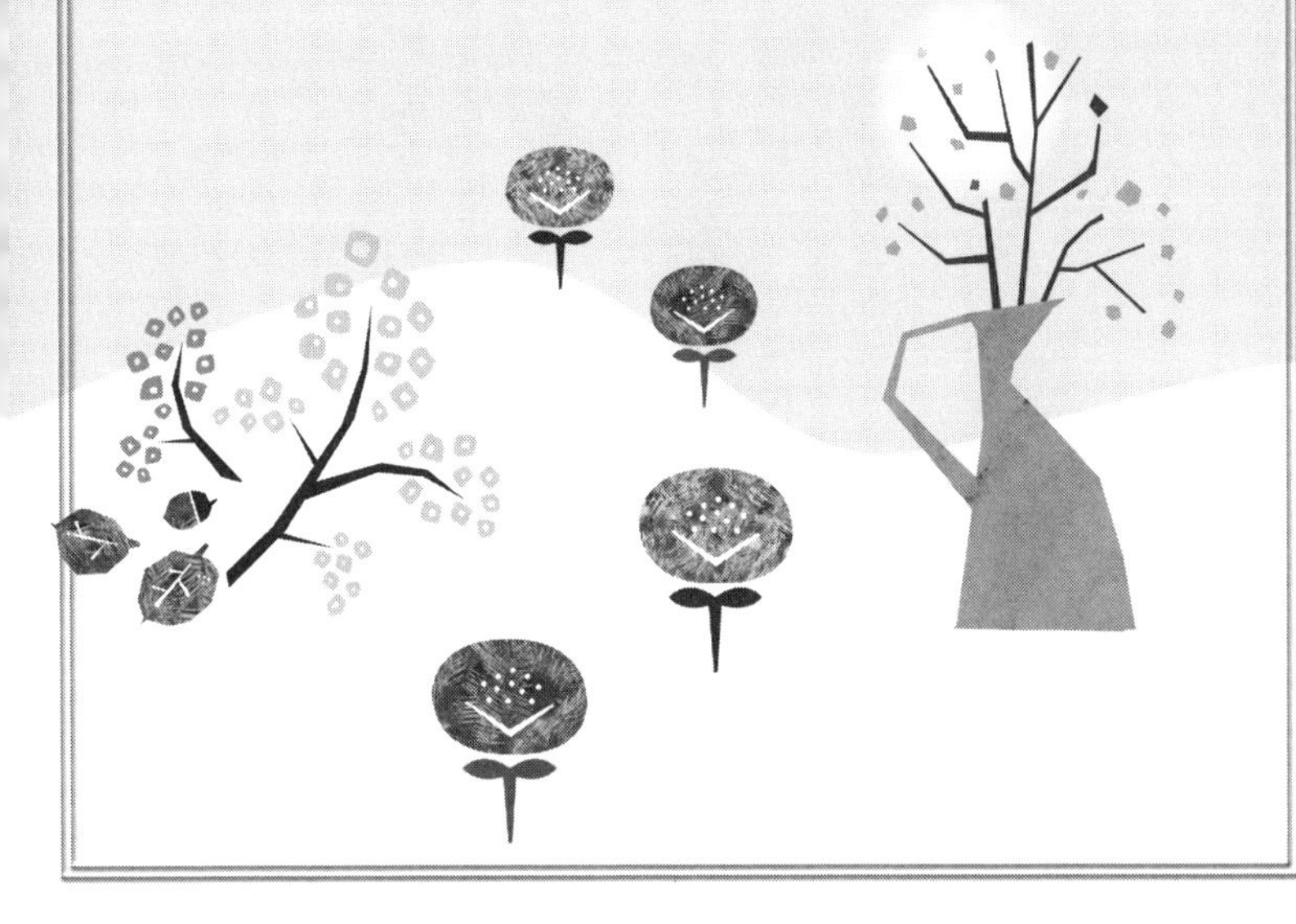

弱さを覚えている人への言葉がけ

――お二人とも、ある意味、治る方法のない方、死を間近にした方と向き合っておられます。樋野先生はがん哲学外来で、さまざまな「心が折れてしまいそうな人たち」と出会うと思うのですが、そういう時に何を大切にされて声をかけておられるのでしょう。

樋野　空っぽの器になることですね。器は頑丈にするけれども空っぽにしておいて、そこに来た人が水を入れる。自分で水を入れると濁るからね。医療者が患者と向き合う時、馬の上から花を見るような人が多いね。馬を降りて同じ目線で見る。それが医療維新ですね。それが、がん哲学外来の理念なのです。

――先生の空っぽの器で相手をひきだすための言葉をかけたりするのでしょうか。

樋野　ことばの処方箋っていうのはあります。僕は、がんカフェなどで聖書とかクリスチャンの話はまったくしなかったのに、終わってから「クリスチャンですか」と聞かれることがあります。新渡戸稲造や、内村鑑三、南原繁、矢内原忠雄、この四人の話をしたりします。この四人の話をすると、家に帰ったらその人たちをネットで調べると、クリスチャンだと分かる。そしたら、次に会った時に、「先生もクリスチャンですか」と聞かれるのです。あとは、冗談か本気か分からない話し方が良いですね。冗談を本気でする胆力が必要です。

――がんで余命があと数か月といわれた方々は、まさに解決の目的をどこに持っていこうか問う方々がおられると思うのですけれど。

樋野　曖昧なことは曖昧に答えるのが科学的です。分からないことは、分かりませんと答える。ただしグレーゾーンを、確信をもって語るのは愛しかないですね。相手が愛を感じたら、悩みは解消するのです。

――なるほど。解決の難しい問題にはとにかく愛をもって接するということなのですかね。

樋野　愛を感じれば、悩みを問わなくなる。「寄り添う」と「支える」の違いですね。支えるのは体重が重たいから難しい。寄り添うは、ちょっと手を差し伸べる。

それで自分のことを、関心を持ってもらっていると思うと、相手も何か和らいできますね。

――小澤先生は、どんなことを心がけて、患者さんと向き合っておられるのでしょうか。

小澤　何をもって解放されたかという判断はとても難しいところではありますが、今は、マイナスの気持ち、プラスの気持ちという表現をするようになりました。マイナスの気持ちは悲しいとか、寂しいとか、苦しいとか、迷惑をかけているとか、そういう自分の存在を認められないキーワードを総称してマイナスの気持ちと表現します。

反対に、プラスの気持ちは、ホッとする、安心する、穏やかである、幸せだなど。常に問うのは、何があるとマイナスな気持ちがプラスな気持ちになるのかということ。病状の説明をしてプラスな気持ちになる人がいるかもしれないですが、それは一時的であり、その場しのぎのことが多いですね。プラスの気持ちというのは、個別性が高いのですね。闘いたいという人は闘うと穏やかなのですが、闘わないほうが穏やかな人もいます。この認識が人によって違いますね。ただ原点というか、一点ぶれないのが、苦しんでいる人は自分の苦しみを分かってくれる人がいると、嬉しいということです。それは現場の中で最も大事にしていることではあります。

　子どもたちへの講演でも、「苦しむ人に何ができますか」という三択を問うことがあります。励ます、理解する、共感する、もしくは聴くという三択です。実は、「聴く」に手を挙げる子が多いです。話を聴くことが大事だと子どもたちも分かっていますが、実際に

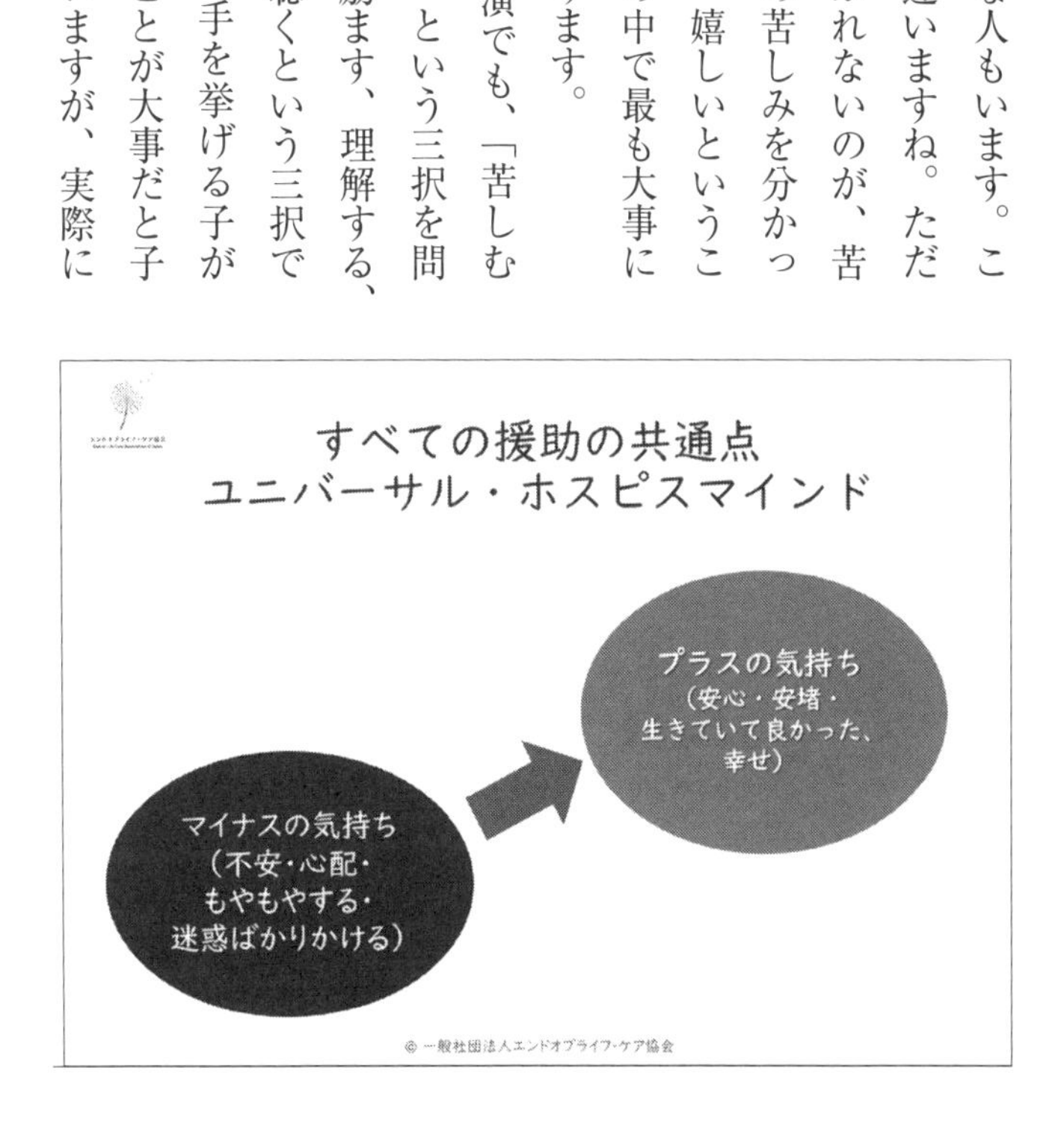

聴いてみましょうとやってみると、質問になってしまうのです。「痛みありますか、夜眠れますか、お食事食べられますか」と質問攻めをするのです。それは相手を理解しようとしていることには違いないですし、気遣うということにおいてはOKなのですが、分かってくれる人の聴き方とはちょっと違うのですね。

では、どうしたらいいのか。単純に言うと、相手が伝えたいメッセージを言葉にして返すという、ただそれだけのことなのです。自分が知りたいことではなくて、相手が一番伝えたいことを受け止め、きちんと「あなたの伝えたいことはこれですね」と確認するような聴き方を、最初の一歩として行います。話は反復的技法で、見た目簡単なのですが、実は難しい。医師が相手を理解したと思うと、相手の話を聴かなくなるのですね。紹介状があって、画像診断や、いろいろな情報があると、まず聴かないのです。

それともう一つは、人はたいてい、マイナスの気持ちを聞いても、それを否定してしまう。例えば、「僕のせいで試合に負けたんだ」という子に、「そんなことないよ」と言ってしまう。

――励ましている感じに聞こえますけど、そうじゃないのですね。

小澤　分かってくれる聴き方にはなっていないのです。あるいは、「家族に迷惑ばかりをかけているんです」と言う人に、「そんなことないよ、迷惑かけてないよ」と否定をしてしまうと、その段階でたぶん心を閉ざすか、もしくは距離が離れてしまうでしょう。

――では、何と言うのがよいでしょう。

小澤　単純に反復です。しかし、相手と同じ気持ちになるのではありません。相手がもし、「家族に迷惑をかけるなら早くお迎えが来てほしい」と言ったとします。これに、もし同じ気持ちになるとすれば、「私もそう思っています、あなたが家族に迷惑をかけているので早くお迎えが来ないかなと思っていました」になってしまいます。しかし、聴くというのは、そういうことではないのです。「あなたは」という言葉を言いませんが、そうしたニュアンスをちょっと含みながら話すのです。「（あなたが）家族に迷惑をかけるなら、（あなたは）早くお迎えが来ないかなと思うのですね。私は違うと思うけれども」

「カラスは黄色い」と言う人には、「ああ、カラス、黄色いんですね」から出発します。太陽は西から出ると言うなら、「ああ、太陽は西から出るんですね、私は東だと思うけど」。まず、その世界観から自分の世界観を一旦、カッコに入れて接する。先ほど、樋野先生が、自分を空っぽにして聴くという話をされましたけど、まず私は、一部の専門家が行うのではなく、子どもたちも分かるように、もし誰かが目の前にマイナスの気持ちでいたときに、その人が、もしプラスの心に変わるとすれば、皆さんが相手から見て「分かってくれる人」になることが、まずやるべきことです。そこが難しいところなのですが、このマイナスの気持ちを反復して聴く練習を、学校での講演でもやっています。すると、子どもたちの顔の表情ががらりと変わります。

――そういう反復から相手も心を開いて、自分でも思ってなかった感情が出てくるみたいなことがきっとあるのですね。

小澤　まずは、苦しむ人、特にこれからの格差社会の中で絶望し、社会的孤立を含めて、そういう人たちには、たぶん普通の世界観はまったく通じないような気がするのです。私たちが持つような常識はまったく通じない中で、何らかの常識を当てはめようとすると距離が開いてしまうでしょう。だから、まずは相手の世界観を聴くことから出発して、その上でどうプラスの気持ちへと展開できるのかが試されます。これを行うには、すごく人間性を問われるのですが。

聴くということ

――お二人とも、聴くというところがやっぱり共通しているんだなと、樋野先生のさっきの話を聞いても思いました。

樋野　まあ、算数の法則でね、プラス×プラスはプラス。元気な人は元気な人に接したがる。自分がプラスだから。プラス×マイナス、マイナス×プラスもマイナス。プラスの人はマイナスの人を避ける。マイナスな人もプラスの人に会っても慰められない。しかし、マイナス×マイナスはプラスなのです。困っている人同士が接すると、プラスになる。算数の法則が当てはまりますね。

――前の部分で乗馬時の視線の問題もありましたけども、弱っている人の心の位置に降りていくというか、一緒に並ぶというところなのかなと、今のお二人のお話しを聞いていて感じました。

樋野　さっき小澤先生がゲーテの話をされたが、「涙と共にパンを食べた者でなければ、人生の味は分からない」とゲーテは言っています。『アルプスの少女ハイジ』を書いたヨハンナ・シュピリがこよなく敬愛した作家がゲーテでした。ゲーテとヨハンナ・シュピリの小説に共通するものを一言で言えば、自己形成小説。主人公のハイジや、その友人のクララがいかに人生を形成していくか。病人も患者も、自己形成なのですね。

――そういう視点に立てたというのは、お二人のもともと持っている資質もあると思いますが、やはり歩んで来られた道の中で見てきたもの、感じてきたものが糧になったと言えるのではないでしょうか。

樋野　僕は、さっきも言ったけれども、十九歳の時に接した師ともいえる人物が、南原繁の教え子だった。だから南原繁の本を読むと、明治以降、新渡戸先生に勝る人物はいないと言っている。そして新渡戸稲造と、同時代に生きたクリスチャンである内村鑑三を読んだ。南原と同時代のクリスチャン矢内原忠雄にも影響を受けました。この四人が原点となって、がん哲学も生まれた。それは生物学と人間学を合体させたものとも言えます。

――南原先生のどういった言葉が印象に残っているのでしょうか。

樋野　人は心構えにより、逆境も順境とされる。順境も逆境もないということですね。「自分の力が人の役に立つと思うときは、進んでやれ」。これが新渡戸稲造から学んだことです。南原繁は「教育はすべてのものを忘れた後に残るものである」と言っていますね。学生時代に学んだことを忘れていても、その学生が社会に出て、人生に悩みが生まれた時に思い出す、これが教育である、と。

スピリチャルペインを癒やす新しい助け合いシステム

――日本は超高齢化社会に向けて突き進む中で、小澤先生は、医療制度だけでなく、社会全体で劣化が進むことを危惧されていましたが、具体的にはどんな状況を想定しておられるのでしょうか。

小澤　高齢者が増えていく一方で、若い人の割合が少なくなるので、社会保障を含めた、いろいろな部分で対応が難しくなっていくはずです。

――確かに、すでに国や自治体の借金は膨らみ続けていますね。

小澤　財源も厳しいでしょうし、また、一人暮らしの方が増えていくと、本当に社会的孤立という課題が、今以上に浮き彫りになると思います。

今は、体調がおかしければ、だいたい救急車で病院に運ばれて、誰かが助けてくれる体制が整っていますし、そういう安全神話がありました。しかし、コロナの最盛期にそうであったように、収容先がなくて、困っても助けてくれない時代になるであろうことを、現場で強く懸念しています。だからこそ、地域で苦しむ人がたくさん増えていくであろうという時代において、ただ指をくわえて待つのでなく、行政だけに頼るのでもなく、地域で苦しむ人に気づき行動ができる人材が欲しいと思っています。

行政からの補助金に依存しないというのは大切です。補助金があるから動く、補助金がないと動かないというのは、私あまり良い社会ではないと思っていて、本当にいい仕組みは、そういうものがなくても広がる、本当に大事なもの、役立つものは、それを伝えようとする人が現れると思います。日本の医療だけでは対応しきれない課題に直面しつつある時代に、社会的な課題克服に向けた人材育成が大事になるのではないかという思いがあります。

――そういう精神的なところにも踏み込まないと、医療や社会がもたないということですね。

小澤　はい、看取りという現場で学んできたことは、ただ人生の最期だけでなく、そこであぶり出されるのは、絶望的な苦しみというか、スピリチュアルペインという表現もしたりします。そこに対して今の科学は、ある意味ではまったくの無力です。励ましも慰めも通じないなかで、どんなに説明されても、たぶん本人は納得がいかない。それは解決の困難な苦しみではなく、解決のできない苦しみとして、なぜ私だけとか、そういう思いであったり、そこから生まれるのは負の気持ちですね。迷惑をかけるくらいなら、早く楽になりたい。そういう苦しみとどう向き合うかを、今の医療では応えられていない気がします。

――終末期の人が、みなホスピスに入れるわけではないですものね。

小澤　今のホスピスは残念ながら看取りまで至らず、症状緩和が中心です。ある程度症状が緩和したら、また地域に戻しています。入院の在日数の関係もあって、本当の意味で困難と向き合おうという医療文化は残念ながら後退し、緩和ケア病棟に変わってしまったような気がします。コロナ禍で緩和ケア病棟の一部は、コロナ対応病棟に変わってしまいましたし、そこで働いていた志のあるマインドを持った人が、だいぶ辞めてしまいました。終末期の医療は、そんな困難な状況にあると聞いています。

ファーストコンタクトチームとしてのがんカフェ

――樋野先生、今のお話を受けて感じられるところ、感想というか、よろしいでしょうか。

樋野　日本の今の現在の医療というか、コロナ時代における医療というか、今、小澤先生が言われたような状況じゃないですかね。日本としてはやはり、困った人の居場所ですよね。この点の克服には、ファーストコンタクトチームが、日本にあるといいですね。

それは、相談外来とでも言ったらいいでしょうか。不調を覚えても、患者さん自身が何を言っていいか分からない、どう相談していいか分からないケースがたくさんあります。そういう人のための居場所があって、そこで相談することで、次に行くべき場所が的確に紹介されるのです。

――それは、終末期の患者さんが対象ですか？

樋野　いや元気な人でもいいし、今は心の悩みもある。病気そのものの悩みだけでなく、人間関係の悩みもある。だから、いろんなものを受け入れる、居場所になるようなところを作るといいのではないかと思います。

――それは、明確な病気と判断されないケースも多そうなので、医療費の公的補助が出るか、微妙ですね。

樋野　まあ、基本的には無料ですね。例えば今、日本各地の自治体には社会福祉協議会がたくさんあるじゃないですか。社会福祉協議会はたくさんの仕事をされているかもしれないけど、やっぱり居場所作りというのも一つのテーマですからね。そういうところだったら、無料でできるんじゃないですかね。

患者であろうと、市民であろうと、小学生であろうと、医療者であろうと、そこを支える。そこに来た人は、次に専門の医療に紹介してもらえるような場所があるといいですね。

――がんカフェというのは、そういう場として、先生は作ったのですね。

樋野　そうです。がんカフェもいろんな人が来ますからね。病気で治療に悩んでいるとか、そうだったら医者を紹介するとかですね、病院を紹介するとか。でも、そういうのは三分の一です。あとは皆、人間関係の悩みなのです。

――病気というよりは、人間関係なのですね。

樋野　家族や職場の人間関係です。病気になって、健康な時にはあまり気づかなかった人間関係の悩みは多いですね。がんカフェでも、すぐに解決はできないのですよ。しかし、解決はなくても解消はできる。悩みがあっても、悩みを問わなくなるのが解消。解決と解消の違いですね。支えるのではなく、寄り添う。支えると寄り添うの違い。そういうことですね。

――なるほどね。先生の本の中で、こんなフレーズがあったのですが、「医療現場とがん患者の間に隙間が空いていることに気づいた」っていう、まさに今おっしゃっていたことが、そこの隙間に患者が落ちて悩んでいるっていうところを対処しようと思っているということなのでしょうか。

樋野　先生も看護師さんも良い人が多いですよ。でも、ちょっとそこに隙間があって、誰かがそこの隙間を埋めてくれると、患者は救われるんじゃないですかね。一人の人間の幅ですね、隙間は。誰かがおれば、隙間が埋められるということですね。まぁ、医療者は忙しいからね。ただ、忙しくてもいいのですよ、三分でも純度の高い専門性を持って、きちっとやってくれればと思います。社会的包容力は別だと思うので、他でやるんですね。だから、医療のことは純度の高い専門性を持った先生に診てもらい、そして、社会的包容力を他で求めるという感じですね。

担い手は、医療介護スタッフから子どもへ

――小澤先生の関わっておられるエンドオブライフ・ケア協会の活動も、そうした「隙間」を埋める活動とも言えるかもしれませんね。

小澤 この活動の出発点は医療、介護向けの担い手作りとして、比較的エキスパートの養成にはなっていましたが、最近はどちらかというと、子どもたちの中に、苦しむ人たちに気づく人を作りたいと思っています。つまり、誰かが気づかないかぎりは、何も生まれないのです。やはり、大丈夫ですかと気づき、温かな手を差し伸べる、そんな担い手が地域にいないといけないので、ただ、多くは、「これをするといいですよ」というアドバイスになっているのですよ。

例えば子どもたちに、苦しんでいる人たちの話を聞くことが一番の近道である

ことを子どもたちにも伝えます。傾聴という言葉を使うのですが、傾聴の本当の意味を理解できる方は医療者の中でもなかなか少ないと私は考えています。例えば、先ほども触れた「聴くこと」の大切さ一つとっても、質問になってしまうのですよね。「痛みありますか」「御飯食べられますか」といった。気遣おうとする気持ちはいいのです。ただ、なぜ私だけこんな目に遭ったのかという、その不条理な、解決の困難な苦しみに対して、質問攻めだとたぶん心を開くどころか、心を閉ざしてしまうのです。「分かってくれる人がいると嬉しい」というところこそ、看取りの現場でこだわってきたフレーズなのですが、この理解という表現、もしくは分かるという表現は、人間の無力さを非常に象徴する言葉だと思っていて、神様じゃないかぎり、人の苦しみなんて、絶対に理解できないというのが、現場としてあります。

――分からなくていいのですね。

小澤　分かるはずがないのです。大事な子どもを失って、悲しんでいるお母さんの苦しみを第三者が「あなたの苦しみが分かります」と言ったら、本当かよと思うわけですね。所詮、私たちもどんなに経験を積んだところで、医師だろうが、看護師だろうが、臨床心理士だろうが、やはり弱い人間で、完璧ではない。その弱さを認めないかぎり、苦しむ人の前には立てないだろうと思っていて、その上でなお、その人から見て分かってくれる人とは何かという問いを常に思っています。

——エンドオブライフ・ケア協会の活動の担い手は、幅広いそうですね。

小澤　誰がボランティアとして立てば良いか、私はすべての人に期待します。みんなができきたほうがいい。だから、家庭内、家庭って実は難しいのですけれども、コミュニティの中で、私は、誰かの苦しみに気づく人がいて、その人に心許せるような、気づいて声をかけるだけでなく、分かってくれる人として、関わることができたならば、きっとよい意味での居場所、樋野先生がおっしゃる意味での居場所は増えていくのではないか。職場の中であったり、子どもたちの学校のクラスの中であったり、何気ない一言でも分かってくれる人がたった一人でもいてくれるだけで、人はプラスのほうへ向ける。その分かってくれる人がいるだけで、今まで自分なんてこの世にいなければいいんだ、早く死んだほうがいいんじゃな

恐縮ですが
切手を
おはり
ください

郵便はがき

〒164-0001
東京都中野区
中野 2-1-5

いのちのことば社
フォレストブックス 行

お名前

ご住所 〒

Tel.

男　女

年齢

ご職業

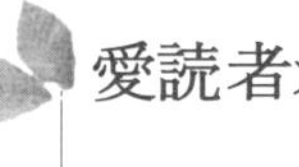

愛読者カード

書名

お買い上げの書店名

本書についてのご意見、ご感想、ご購入の動機

ご意見は小社ホームページ・各種広告媒体で匿名にて掲載させていただく場合があります。

本書を何でお知りになりましたか？

1. □ 広告で（　　　　）
2. □ 書店で見て
3. □ ホームページで（サイト名　　　　）
4. □ SNSで（　　　　）
5. □ ちらし、パンフレットで
6. □ 友人、知人からきいて
7. □ 書評で（　　　　）
8. □ プレゼントされて
9. □ その他（　　　　）

今後、どのような本を読みたいと思いますか。

ありがとうございました。

ご記入いただきました情報は、貴重なご意見として、主に今後の出版計画の参考にさせていただきます。その他「いのちのことば社個人情報保護方針 https://www.wlpm.or.jp/about/privacy_p/」に基づく範囲内で、各案内の発送、匿名での広告掲載などに利用させていただくことがあります。

いかと、ずっと思っていた子どもが、こんな自分でも生きていていいんだって、というふうに変わり得るのではないかと。

それをもっと言うと、今まで私がずっと行ってきたいのちの授業というのは、ある意味では、私しかできなかった授業なのですが、幸いにして、今、多くの認定講師が生まれ、私の代わりに、この授業を担当してくれるでしょう。一番若い認定講師が中学三年なのですが、日本ホスピスの研究会で模擬授業をしました。

解決のできる問題には、技術革新も含めて、すごく便利な時代にはなりましたが、解決の困難な苦しみに対しては極めて逃げているというか、解決のできない問題には、答えられないにもかかわらず、答えをあげようとするところに、不条理な苦しみに対する援助というものがあるのかなと思います。そのなかで私は、死を前にしても誠実に関われる担い手が増えていくことが必要だと思いますし、できるのであれば分かりやすい言葉で、真似しやすくて魅力的な内容であり、それを伝えることのできるのは一部のエキスパートではなく、小学生、中学生も含んだ多くの人が伝えられる内容でありたい。

――苦しみの中でプラスの思いを持つということには、そこに何らかの意味を見いだすということもあるのでしょうか。

小澤　この苦しみは何を教えてくれるのだろうかということは、特に現場の中で大切にしたい問いの一つだろうと思っています。その視点があると、ただ単に苦しむというわけではなくて、苦しいからこそ気づく、暗いからこそ小さな灯りが見えてくるわけです。身体的に健康な子どもたちだって、その人生の最期だけでなく、自分の人間関係とか、いろんな中での苦しみを味わっています。しかし、その困難の中から気づくことも実はあるものです。そうした気づきを苦しむ人の傍らで与えることができるのは、エキスパートだけではなく、もしかすると、そばにいる普通の人との対話の中で、見つかるものではないかなとも思います。そうしたことが生まれる社会であれば、もっと明るい社会になるんじゃないのかなというのが自分の活動の思いでもあります。

命より大切なもの

――樋野先生は著書の中で、日本は医療技術は高いレベルにあるけれども、死の質、Quality of Death についての教育と緩和ケアの二つについてはまだ不足していると書かれていました。先ほど小澤先生がお話しされたホスピスの現状とも共通する内容かと思いますが、ここら辺のことについて、樋野先生、お伺いできるでしょうか。

樋野　Quality of Death ということを、イギリスの人たちはよくテーマにして話しています。僕はロンドン大学で、Quality of Death に取り組んでいる患者たちと一緒に講演した時に、その言葉に出合いました。彼らはそのテーマで定期的に集会などをやっているということでした。死について語ることは、悲壮感が漂うものではなくて、けっこうみんな明るい感じで、対話をしていた。それは、死後の希望について書かれた聖書が社会に浸透しているためかもしれません。そういう雰囲気は大事ですね。

――日本人はどちらかというと、死について考えたくないという気分がありますよね。

樋野　日本と、欧米では、死生観の違いもありますからね。日本は自分の命が最も大切であるという教育ですね。小学校、中学校で、自分の命よりも大切なものがあるという教育が、子どもの時代から必要だと思います。

――それは、具体的に言うと、どういったことを想定されているのでしょうか。

樋野　小学生たちがどういう悩みを持っているか。家族ががんになった小学生がいて、その家族と同じ部屋でテレビを観たり、食事をしたりする。その時に、同じ部屋でどのように過ごしたらいいですかという質問を多く聞きます。日本人は、他人と同じ空間で三十分間顔を合わせていることが苦手です。例えばがん末期の患者の前に日本人の学生を連れて行くと、十分ももたずに会話が途切れ、退出することになります。しかし、アメリカ人の学生を連れて行くと、会話をしながら三十分間過ごせる。つまり、日本人は憐れみと同情で行くから、相手から嫌がられる。やはり、そこには相手への愛や共感が必要なんです。

自分の命が最も大切であるという日本人は多いのですが、小澤先生が活動しているような、苦しんでいる人の傍らに立つことを実行する日本人があまりに少ないと思いますね。

――その自分の命よりも大事なものがあるというふうに言われた時に、多くの日本人はきっと戸惑ってしまうのではないかと思うのですけれども、先生はそういう時、何と言うのですか。

樋野　「もしかするとこの時のため[10]」ですね。人間「もしかするとこの時のため」という役割、使命を自覚したなら、「もし、私が死ななければならないのでしたら、私は死にます」という気持ちになれる。

――日常生活でそこまでの使命を見いだすというのは、なかなか大変なようには思いますけれども。

樋野　それは、いろんな訓練、出会いの中で身につくのだと思います。良い先生に出会ったり、良き友と出会ったり、良い本に出会う。これ人生邂逅（かいこう）の三大法則で

10『聖書』のルツ記にある言葉。イスラエル出身の女性が、母国が大国に滅ぼされ、連れ去られた先で、母国のために役割を果たすことになった時に発した。

すね。そういうことによって子どもたちも訓練をされる。

特に読書というのは、一日一時間、真剣に本を読むという習慣をつけるといいですね。一日一時間、本を読むと、僕の場合は一週間で二百ページ、だいたい一冊の本が読めます。そうすると、一年間で五十冊読める。そして、赤線を引けるような良い文章があると、それを暗記して脳の引き出しに入れ、何かあったときに、がんカフェなどで使える言葉の処方箋となる、ということですね。

――小澤先生は「死の質」ということについてはいかがでしょうか。

小澤　今のお話を聞きながら、一言で言うと、苦しむ人の力になりたいのに、どう関わっていいかが分からないのかなという印象を持ちました。私はもともと、救命の医者だったので、常に「力になりたい」という大先輩の下で夜中も含めて汗水流していました。昔ですので今みたいなON、OFFがなく、本当に兵隊アリのように働いていました。苦しむ人の力になりたいのに治すことができないことがあるという現実があります。苦しむ人の力になりたいとは、一体どういうことなのかというのを、その状況の中で問うてみたい気がします。

もし目の前に、命の限られた人がいたとしたら、私たちはその人のために一体何ができるんだろうかと問うてみたい。もっと言うと、私は、なるべくそこで難しい専門用語ではなく、子どもにも分かる言葉で、「苦しむ人の力になる」とはどういうことなのかを、そこで少し補助線を引いてみたいのですね。その一つが、苦しんでいる人が持つマイナスな気持ち、寂しい悲しい空しい、もしくは役に立たない、絶望だ、迷惑ばかりかける、こういうマイナスな気持ちの人が、安心、ホッとする、もう少し言えば、幸せである、これでよい。いろいろな表現がありますが、プラスの気持ちになるということではないか。幸せである、生きていてよいとか、こんな自分でもいいんだという、マイナスからプラスになるようなことができたならば、苦しむ人の力になれるのではないか。

だとすれば、解決の困難な苦しみを抱えた人がプラスの気持ちになるには、何が必要なのか、というのが、その次の問いになると思います。歩けない、一人でトイレにも行けず、誰かに下の世話をしてもらう、仕事で稼げなくなった……。子どもたちのお弁当を作っていたお母さんが、いろいろな役割をできなくなる、そんな自分がとても嫌いになり、もう迷惑をかけてごめんねというマイナスの思いに呑み込まれている人に、何と言えばよいのか。こんなお母さんだけど、もう少しみんなと一緒にいていいかなと思えるようになるためには。

プラスの気持ちである、幸せを感じるのはどんな時かを聞くと、たいてい三つあります。

一つは、先ほども触れましたが「分かってくれる人の存在」です。自分の絶望を否定せずに聞いてくれる存在が欠かせないのです。あなたは大事だというメッセージは当然なのですが、その大前提はやっぱり、苦しむ人が援助者を「分かってくれる人」として認識して心を開ける関係でないと、現場にはいられないと思います。

この「心を開ける」というのは、「相手から選ばれる」と言い換えられます。だから、医師であろうが、看護師だろうが、どんなに資格があっても、分かってくれる人にならないと、たぶん援助者にはなれないのですね。逆に何の資格もない、同じ病気で闘っている患者さんの家族や、掃除の方、実習に行った学生さんが分かってくれたならば、それが素晴らしい援助者になり得るだろうと思っています。

もう一つは、もちろん解決ができる苦しみでなら解決します。例えば、痛みの緩和とか、風呂に入りたいとか、どこか出かけたいとか、それができると笑顔になりますね。

さらに、解決が困難でも、幸せだと思える理由が見つかると、顔の表情が変わります。苦しみの中にいるからこそ気づくこともあります。信仰や、誰かとの繋がりも重要です。自分がそれまで人からもらった温かい気持ち、いろんな人から向けられた愛など、いろんなものが見えてきます。健康な時には気づかなかったことが、粒立って見えてくることで、死を超えた将来の夢が一つ与えられるのです。

無宗教と言われる日本人でも、不思議なのですが、宗教的になることがあります。ある女性が、「私、死にたくないんです、何とか生かしてください」と言いました。理由を聞くと、高校時代にお母さんが亡くなって、ものすごく悲しんで、一か月も学校を休んだそうです。「今、私が死んだら娘はまだ中学生だから、きっと悲しむだろう。だから、私は絶対に死ねないんです」と。そう思ってる人にいくら病状説明しても、気持ちはマイナスのままなのですね。こういう時には、まず丁寧に「分かってくれる人」として話を聞くのと同時に、その人がなお、死を目の前にしても穏やかでいられる理由を探します。

在宅医療の良いところは、苦しむ人の気持ちをマイナスからプラスに転換するヒントを見つけられることもある点です。先ほどの「娘が心配で死ねない」と言った女性の部屋にも写真がありました。そしてこんな会話をしました。

女性「あの写真は、亡くなった私の母です」

私「亡くなったお母さんですか。今はそのお母さんはどちらへ?」

女性「天国です」

私「天国でお母さんが見守っているんですね。お母さんは娘さん（その女性）にどんなことを言うでしょうか」

そんな話をしていくと、その女性の顔が和らいでいきました。
私「お母さんが天国であなたをちゃんと応援してくれるなら、きっとあなたもいつか天国に行ったならば、天国から娘さんを、必ず応援できますね」

本当に現場は難しいのですが、その困難の中で、必ずその人の光を見いだせる可能性があると信じています。その時には常に問いを立てます。こちらから与えるというよりは、みんなすでに答えを持っているのです。それは、あぶり出しのように自然に浮かび上がってくるものだという気がしてなりません。だから、Quality of Death という表現はものすごく難しいのですが、無宗教を自認することが多い日本人でも、宗教性がまったくないとは私は感じていません。ただ、そういう点を意識しながら、傍にいられる医療者が少ないのかなとは思います。その結果、マイナスの気持ちを否定し、力になりたいがあまり、解決できる問題だけを解こうとする。そうすると、解決の困難な苦しみの前では解決ができずに、足が遠のいてしまう。学んできたことを一方的に教えたり、何かを指導しようと思うとたぶん、足元をすくわれるのではないかと思います。

だとすれば、やはり私たちは、謙虚に死を前にした人に関わる方法をもっともっと学んだほうがいいのではないかと思います。

もっと言うと、力になるとはどんなことなのか。それは決して病気を治すとか、何か健康教育として学んできた話だけではなく、やはりそこには困難と向き合うレジリエント（しなやか）な生き方とか、ホスピスのマインドというものが必要ではないか。苦しいからこそ気づくこと、弱いからこそ人は何か大事なことに気づくということが、この問いの中に含まれるのではないかと思います。それが緩和ケア教育の中にないかぎり、申し訳ない言い方ですが、全く無機質な対応と言わざるをえない。やはり苦しみと誠実に向き合える、それもできたら一部のエキスパートではなく、みんなができる内容であってほしい。そんな夢を私は仲間と共に描いています。

――それは末期の方だけではなく、人間関係の基本のようなお話でもありますね。世の中がそうなっていくと、いじめとかへの対策にもなっていくでしょうし。

小澤　まずは分かってくれる誰かの存在が欠かせませんし、その解決の困難な苦しみもきっとあるでしょう。これから厳しい社会が来ます。その困難な中で、灯火を灯して、地域で照らす人がいるといいかなと思います。

――樋野先生も、がんカフェでただひたすら聴いているという話をされていたように思いますけれども。

樋野　いろいろな悩みがありますね。いろいろな患者からいろいろな質問を聞かれますが、科学的、医学的に分からないことが多いのですね。だから曖昧なことは曖昧に答えるのが科学的であって、いつもそういう時には分かりませんと答える。でも、聞いた人はそれでは満足できない。そういう時は、グレーゾーンを確信をもって語るのは、愛しかないですね。これが、がん哲学外来で学んだことですね。そうすると相手は、悩みが解消する。がんカフェでは、マイナスの心の人が集まることでプラスに転化し、逆境も順境とされるのです。実は、人の状況に順境も逆境もないのです。人間は存在自体に価値がある。だから、「自分のことで悩むな」と伝えています。

そして、実は何を言ったかではなくて、誰が言ったかが大切なのです。同じ言葉でもあの人が言ったら心が慰められる。あの人が言ったら腹が立った。何を言ったかではなくて、誰が言ったかなのですね。だから、馬に乗って花を見るか、馬を降りて花を見るか、同じ目線で見ているかが、相手には分かるのです。

小澤　ディグニティ・セラピーという心理療法も、終末期の悩みに役立ちます。今現在は、何の役にも立たないような弱い自分かもしれなくても、今まで生きてきた人生の中で果たしてきた役割や、誇りに思うこと、大切にしてきたことを誰かと一緒に振り返るのです。できれば、それを手紙などの形にして大事な人に伝える。そこに込められた人生の大切なメッセージや教訓を、若い世代に贈ることができたと思えると、不思議なのですが、「もう自分は早く死んだほうがいい」と言っていた人の表情が、明るく変わることがあるのです。

日本人の死生観

――死を間近に見ることが多いお二人ですが、一般的な日本人の死に対する考え方をどう見ておられますか。

小澤　状況によって気持ちの移り変わりは大きいと思います。自分ががんや不治の病だと知ったときは、生への希望が強まる。有名なところでは、キューブラー・ロス[11]の五段階というのがありますが、実際現場にいて、そのとおりということはありません。形はさまざまです。人は、苦しい時にこそ、その人の本質が現れます。苦しい時は学ぶチャンスなので、病気のことを初めて聞いた時は、頭が真っ白になったとか、体調が悪かったので何かあるとは思っていたんだけど、分かって安心したとか、さまざまです。やはり、ショックだったというのが多いです。

まず、私のクリニックで在宅医療を受ける前に受けた治療での様子を丁寧に聞きます。抗がん剤治療や手術など、治療中には不安や辛さを感じますが、その時に頑張れた理由を聞きます。するとほとんどの人は何かしら出てくるのです。家族がいたからとか、自分を守ってくれる存在に気付くとか。苦しさを感じる時というのは、小さな灯が見える瞬間でもあるのですね。そこをヒントにひも解いて

11　エリザベス・キューブラー＝ロス。1926-2004年。アメリカ合衆国の精神科医。死の受容についての５段階のプロセスを提唱し、死の間際にある患者との向き合い方について先駆的な研究を行った。

いくと、その人にとっての大事な意味が表れてきます。いまそばにいる家族だけでなく、先に逝った誰かであったり、人の存在を超えたものを意識することもあります。中には、支えになったものなんかないという人もいます。

　例えば、両親を早くに亡くし、妹や弟の親代わりとなって生きてきた人というのは、頑張り屋さんで、どんなに困難なことがあっても弱音を吐かないですね。そういう人は、現場でもなかなかてこずります。しかし、そういう人でも手放す瞬間があります。その人が大事にしてきたことができなくなった瞬間です。そういう時は「死にたい」「早く殺してくれ」とまで言います。その時に、自分で本当にやりたいこと、会社の経営だったり、家族の面倒とか、自分でトイレに行きたいなど、そのことについて意識しながら、何があると安心かと尋ねると、委ねる相手が見えてくるのです。その瞬間、表情が変わります。こんなにできない自分でも、認めてくれる人がいるんだと。北風と太陽ではありませんが、それまでプライドで身構えていたものがポンとはずれて、委ねられるようになる。すごく難しいですが。最期の最期にそれが現れるかどうか、ギリギリの状況でのことです。

自分で自分のことをしたい人が、できない時に抱くスピリチャル・ペインに対するアプローチはものすごく難しいです。普通の常識はまったく通じませんから。まずは自分のこだわりを分かってくれる人として関わりつつ、そのこだわりができなくなってもなお、その人が安心できる状況を共に探していく中で、手放す相手を一緒に探していく。

――死んだら終わりと思う日本人は多いですか？

小澤　あんまりいないですね。先に逝った人のことも、「近くにいる」とか「心の中にいる」とか言う人は多い。看取りの現場にいて感じることは、死んだら終わりと思う人は少なくて、日本人の中にも本質的なところでは、人を超えた存在とのつながりは、けっこうな頻度で意識しているような気がします。普段はそういう会話はしないから気づかないだけだと思います。アンケートなんかしたって、絶対にそうは答えません。やはり、本音を言える相手を選ぶと思います。誰にでも心を開くわけではありませんから。マイナスの気持ちがプラスになることを分かってくれる誰かの存在なのです。大前提は、伴走型支援といいますが、「バカヤロー」と言われても、とにかく伴走していくしかないのです。その中で心がちょっとでも開く瞬間があるかどうかなのです。そういう瞬間がくることを信じるしかないのです。

――苦しむ人が自力で気づくお手伝いをするということなのでしょうか。

小澤　そういう気づきは、本来、人が与えることなんてできないと思います。その人が持っているものを、その人が気づくかどうかだと思います。

――樋野先生は、日本人の死生観についていかがでしょうか。

樋野　僕は授業で、人間は何歳まで生きられるかという質問をすることがあります。日本人の平均は男性なら八十二歳、女性なら八十七歳ですね。しかし、人間として生きられるのは百二十歳。その時、いつも言うのは、聖書に出てくるアダムは何歳まで生きたのか、です。答えは、九百三十歳です。ノアは九百五十歳。アブラハムは百七十五歳、モーセは百二十歳、それ以来、人類の寿命は百二十歳と決められた。旧約聖書の創世記六章に書いてあることです。人間には全員、「死ぬ」という大切な仕事が残っている。いま日本人の二人に一人が、がんで亡くなります。高齢者の三人に一人が認知症です。がんであっても天寿を全うして死ぬこともある。これを「天寿がん」と言います。そういう時代ですね。だから、病気と共存していく時代なのですね。共生ではない。病気になるのを防げないですが、病気で死なない共存ですね。そして百二十歳で死ぬ。それはギブ&テイク。共存は、あって困るけれど、しかたなく存在だけは認めようというもの。

　いま日本人は、がん、病気、死に対する悩みは三分の一くらいありますね。だ

がんとはどんな病気？

Q. 日本人が一生のうちがんになる確率は？

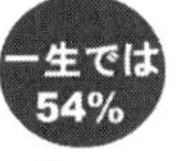

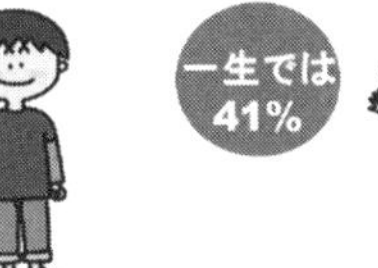

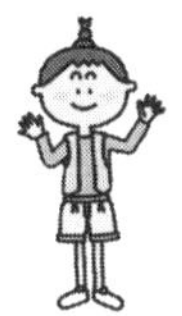

約130万人／年

がん患者
530万人

情報提供：国立がん研究センターがん対策情報センターの統計より

いま、日本人の2人に1人が、
一生のうちにがんになるといわれています。

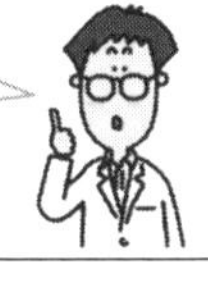

けれども、がんカフェに参加することで自分の病気で悩み苦しむことに使う「時間の優先順位」が少し下げられるのです。それが、がん哲学外来の理念であって、そこでは治療はしてないです。がんであっても、その病を思い煩う時間が減れば、他のことに使う時間が増える。すると生活の中での悩みが少なくなる。中途半端に悩むと、一日中そのことで悩む。しかし、病のことを一日一時間、一人で深刻に悩む。そうすると悩み疲れて外に出たくなり、少し気が晴れる。八方ふさがりでも、天は開かれているということですね。

日本人の霊的感性

——先ほど、先祖のこと、先に逝った人のことを思う人が多いという話が出ていますが、日本人の霊的感性についてはどう思いますか。

小澤　たぶん、力が欲しいのでしょうね。日本人は、自尊感情が低いせいか、血液型占いとか星座占いを見たり、パワースポットに行ったりしますし、昔から占星術や祈禱とかを頼りにしてきましたよね。やはり人間の持つ弱さじゃないですかね。生きていくうえで、さまざまな苦しみを抱えていきます。そういう時に一時的にでも癒やされたい。それを誰かからもらいたい、という思いなのかもしれません。

樋野　先日、京都のお寺で講演しました。浄土真宗の本山です。

空海は遣唐使で行った時に、新約聖書を持って帰り、最澄は旧約聖書を持って帰ったのではないかとも言われています。そこで出た質問は、「法然と親鸞は聖書を読んだのか」というものでした。その真偽は誰も分からない。法然の弟子の親鸞が書いた『歎異抄（たんにしょう）』や、もっと前の遣隋使の時代に生きた聖徳太子の十七条憲法には聖書とも相通じる内容が多いですね。そういう意味で日本人は特殊な民族ではないでしょうか。仏教国と言われているけれども、キリスト教的なものを受け入れる素地があるのではないか。日出ずる国だね。そういうことを知ることが大事な時代になってきたのではないですか。

日本のクリスチャンは、いま人口の一パーセント以下と言われています。しかし、聖書を読んでいる人は二〇~三〇パーセントいると言われています。日本人は、きっと将来もっと多くがクリスチャンになるのではないでしょうか。だから教会やクリスチャンは、敷居を下げるだけでよいのです。何かのきっかけで多くの日本人が、その敷居を越えると思います。

この本を読んで、自分の死というものが少し客観的になってくれたらいいですね。二人の医者は、生命現象を科学的に見ているクリスチャンなので、ここで話していることは、生命科学と人間学を合体した話なのです。

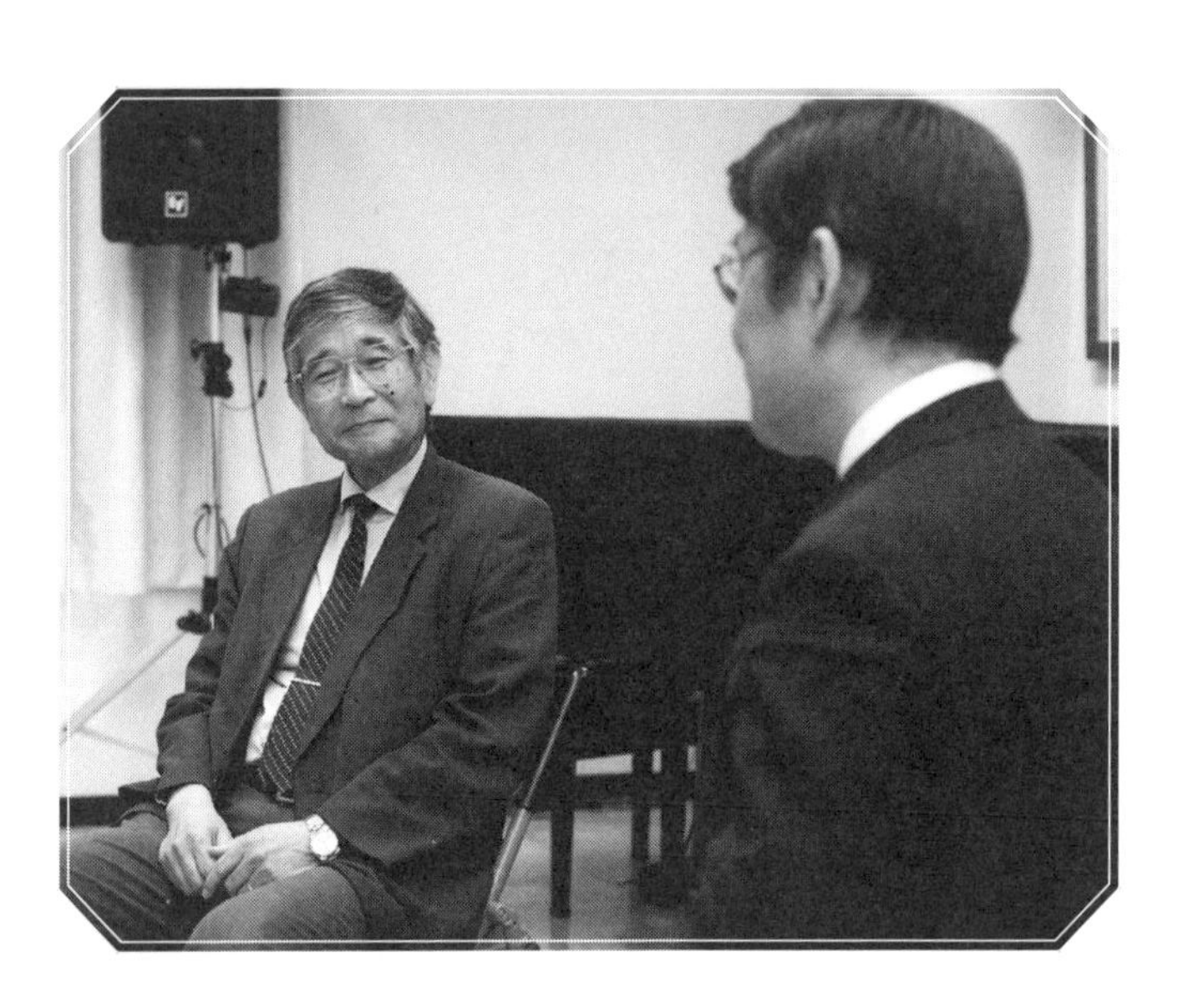

第３章
死と向き合う医療を支える心

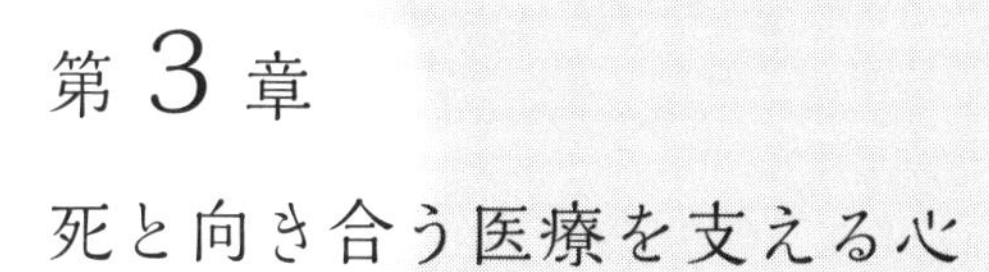

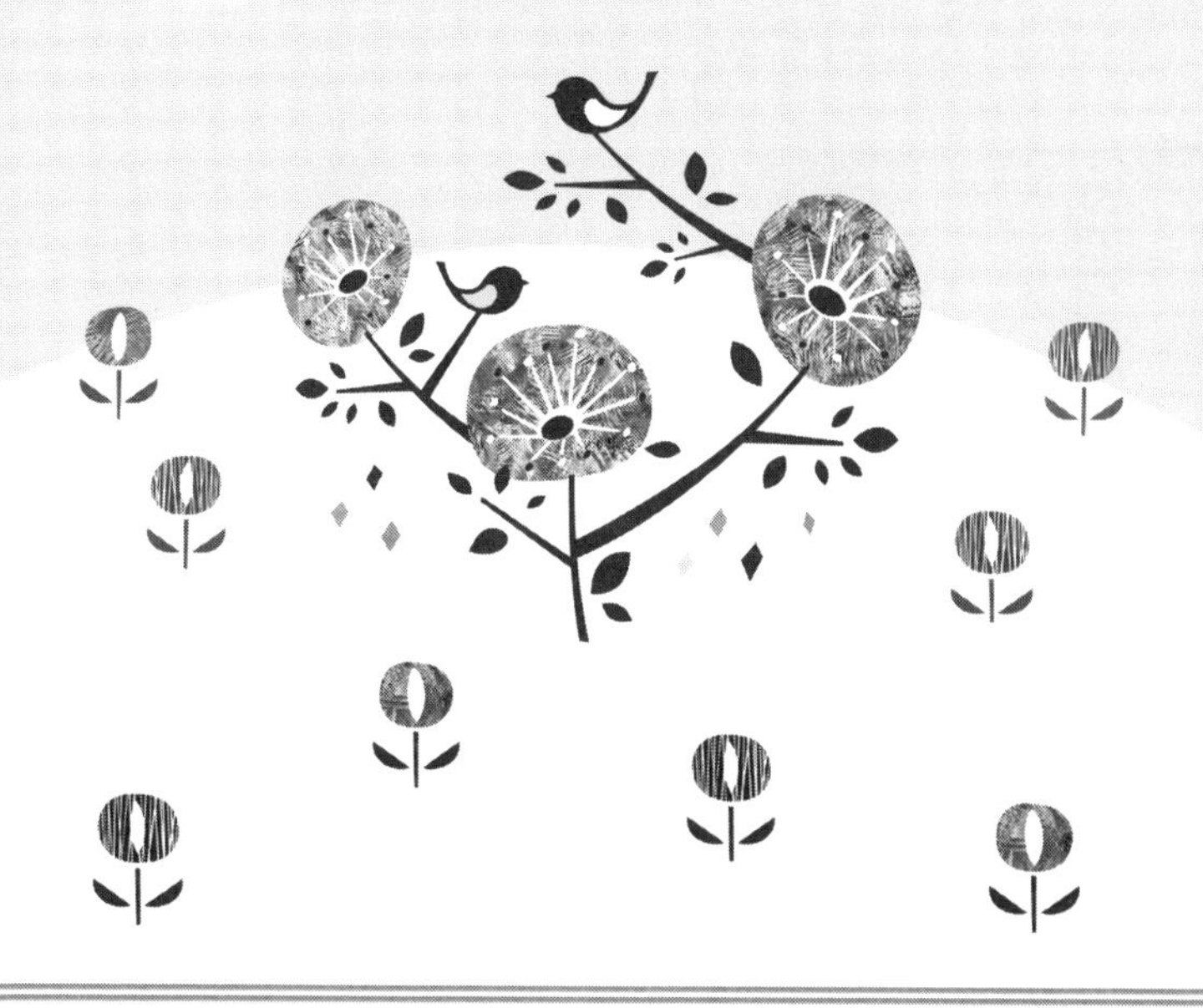

ホスピスの現場で信仰に支えられる

——お二人の生き方の土台に、キリスト教信仰があると思いますが、その出会いはどんなものだったのでしょうか。

小澤　小学校に上がる前、平日の昼間は保育所に預けられました。その園長先生が熱心なクリスチャンで、クリスマスには羊とか三博士の人形を飾り、「子ども讃美歌」を歌っていたのを覚えています。

その後、いろいろな変遷がありましたが、入信のきっかけは、家内がクリスチャンだったので、結婚の時に一緒に教会に行き、伝道集会に参加したことでした。私はその時、山形にいたのですが、その地にあった南部教会に行きました。そこで、聖書にある「タリタ・クミ[12]（少女よ起きなさい）」という箇所について牧師の熱いメッセージを聞いた時に、電撃が走るような感じがしました。ほどなくキリスト教信仰に入ったのですが、今から思うと、いい加減な信仰生活で、救命救急

12『聖書』マタイの福音書５章41節に記述されたエピソードで、イエスが、死んだ少女にこう呼びかけ、少女が生き返ったというもの。

にいましたから、日曜も朝から病院に行かないといけなくて、夕拝に出ることで信仰をつないでいました。

本当の意味で信仰の必要を感じたのは、その後ホスピスという看取りの現場に立つようになってからでした。当初は、まったく患者さんの力になれないのです。患者さんや家族の力になりたいと心から願いながら、何もできない弱さを感じた時に、これはもう続けられない、自分はダメだと壁にぶつかりました。もう耐えられないと思った時に、初めて「こんな自分でも認めてくれる神様がいるんだ」と思え、ホッとしたのです。弱いと自覚した時に大事なものに気づくのですね。三十五歳頃のことでした。その時に、「自分は守られているし、神様がいるからこそ、この仕事が続けられる」と思ったのです。

それからは、聖書に書かれている弱い人が、全部自分に見えてきました。ヨハネ、ペテロ、パウロ、ザアカイなど、皆弱さを表してしまう場面があります。強がっていながら、本当はものすごく弱い。だからこそ、身近に感じます。今でも、自分は弱いと感じます。今日も、私は死亡診断書を二枚書いて、お別れをしてきたのですが、何年やっても、まだまだ〝上〟を目指していかなければと思います。

――上とは？

小澤　技術や知識の話ではなく、人としての在り様です。何か足りないのです、とにかく。現場で何十年やっても、足りないし、弱い。

医療現場で求められる「隣人愛」

――樋野先生の、キリスト教との出会いはいかがですか？

樋野　僕は島根県の田舎の出身で、十九歳になるまで聖書を見たこともなかったし、近くに教会もなかった。僕の家は浄土宗でね、法然、そして浄土真宗の親鸞の書いたものを若い時に読みました。

十九歳の時に京都で出会った予備校の英語の先生が、牧師でもあって、日曜日には自宅で礼拝をしていました。その先生が東大法学部の学生だった時の総長が、南原繁だった。それで、南原繁の話をよく聞きました。それから、南原繁の師匠筋にあたる新渡戸稲造や内村鑑三、南原と同時代の矢内原忠雄の本を読み始めました。彼らは、無教会主義[13]のクリスチャンで、その集会にも行きました。その後、僕はアメリカに行き、現地で通った教会の牧師が、東京の教会を紹介してくれて、洗礼を受けたのは三十代になってからでした。

――医療現場で死と向き合うことが多く、時に辛いと感じる現場だと思いますが、信仰があってよかったと思うのはどんな時でしょうか。

小澤　医療現場で必要なのは、隣人愛だと思います。自分だけがよければよいのではなく、誰かのためにという利他的な思いですね。誰かを思う気持ちはどこから来るかというと、私の場合は聖書の教えかと思いますし、日本人は元々、誰かを思う気持ちを比較的多く持っているかもしれません。

私が医療の現場で信仰を持っていてよかったと感じることは、自分たちを主語にしないでいられることですかね。目指すは「良きサマリア人」ですね。誰かが困っていたら、放っておきたくない。まず「大丈夫ですか」と手を差し伸べる。誰かがホスピスのマインドはまさにそこにある気がします。誰かが困っていたら、その

13 内村鑑三が始め、プロテスタントの流れを汲んだ運動。通常、洗礼や聖餐式を行なわず、集会では聖書の研究や講義を中心に行なっている。

人のことを一生懸命に思って、最善を尽くすということをクリニックの理念にも掲げています。いろんなスタッフがいますが、ただ単純にその思いだけでつながっています。私がこの仕事をしていく中で、よかったなと思うのは、自分の信仰もさることながら、隣人愛のマインドを持った人にスタッフとして来ていただいていることです。誰かのためにと思う気持ちがあるからこそ、ここに集まり、さまざまな困難にも立ち向かってゆけると思います。

人が亡くなる現場はきれいごとではないのですね。みんな笑顔で逝くわけではなくて、「何でこんな目に遭うんだ」的な、人間には答えられない、解決困難な心の問題があります。不条理で、きわめて理不尽な中で、誠実に向き合い、穏やかであり続けるには、やはり人を超えた存在とのつながりは、役割としては大きいのではと思います。

――疲れ果ててしまう時はありませんか。

小澤　本当の強さとは、すべてを解決できる力ではなく、できない自分だけど、自分はここにいてよいと思えることです。それには誰かとのつながりや支えがないと、たぶんバーンアウト（燃え尽き）してしまう。最初の数か月はいいですが、ほぼ毎日のように人が亡くなっていく現場と、五年、十年、二十年向き合うと、心の疲労が起こると思います。

自分には信仰という確かな支えがあって、院長としてその姿を見せることが大切だとも思っています。それに、最終的には私が責任をもって、このフィールドを守っていくという覚悟も、この活動にとって重要だと思います。

小さな子を残して死に直面した方から、「なぜ自分が」という怒りをぶつけられることも少なくありません。ただ、痛みが取れればよいという問題ではないのです。そういう中で、常に問われます。

――そういう時は、先生の中ではイエス様と共にあるということが支えになるということでしょうか。

小澤　はい。

困難と信仰

――樋野先生は、仕事上の困難に出合った時に、どんな心で臨むのでしょうか。

樋野　僕は小澤先生と違って、臨床医ではなく病理学なので、若き日からやってきたのは病理解剖と顕微鏡でがんを診断することでした。生きている人は診ていません。でも、人間はみな死にます。僕は、人生を見る時、起点を誕生には置かず、死に置いて見ています。だから、人生を「希望」ではなく「虚しさ」から見ています。貧乏な人もお金持ちも、大会社の社長も、皆死にます。死は平等です。それが原点なのです。人の死と向き合う日々を送ってきた僕の希望は、「天国でカフェを開く」ということです。

――先生も、死を見続ける過酷さの中で信仰が助けになりましたか。

樋野　人生は自分の所有物ではありません。だから、自分のことであまり深刻に気にするなということです。人生は、プレゼントされたものです。死体を解剖するのも、生きている人へのプレゼントなのです。そういうことで、自分のことで一喜一憂するな、という学びですね。プレゼントは頂いたら、人に返さねばなりません。それは、役割と使命と言うこともできます。だから自分のことで悩むな、です。

――かつての日本は、大家族で暮らし、日常生活の中心である家で死ぬ人が多かったのですが、現代では看取りは病院で、葬儀は斎場で行なわれることが多いので、死が遠く感じられるようになっています。そうした社会の中で、死の問題に直面した時に、キリスト教はどう役に立つでしょうか。

小澤　現場では、医療者の世界観が相手には通じません。これは本当に難しいのですが、多様な生き方がある中で、ただ問うことが基本です。今まで、神や、先に逝った人が天国にいるといったことをまったく考えていなかった人も、体が弱って歩けなくなると、いろいろな自問自答を始めます。その苦しみを一緒に味わっていくのです。そうすると何かが見えてくるのです。その時に、宗教性を帯びた思いになるということは多々あります。

「先に逝っている人は、どこであなたを見守っていますか」と聞くと、冷たい墓石の下と思っている人はほとんどいません。「あちらで」などと言って何かしらの宗教性が出てくる。私がイエス・キリストという言葉を伝えるかどうかは別として、私は相手の中に何か内なるものを感じるのですね。

目に見えるものだけが正しく、見えないものは信じないという人というのは、実はあまりいない。明るかった時には見えなかった大事なものに、暗くなることで、気づくというようなことがあります。元気な時の自分の在り様とか、自分の生きてきた人生とか、いろんなものをどんどん失っていく中で、最後まで残り続けるのは、目に見えないものとのつながり、自分ひとりで生きてきたのではないこと、それは目に見える人とのつながりだけでなく、漠然とでも人を超えた存在とのつながりをも意識しているのだと、しばしば感じたりします。そういう境地になった人は、表情が笑顔になりますね。

先日私が見送った人は、地域のリーダーを長く務めておられた方で、それを辞めてからは、地域で絵を教えておられました。世話をするのが好きでしたが、されるのは大嫌いな人でした。がんが見つかってから、治療法がなくなって自宅にいても、ある程度動ける時は福祉サービスを使っていませんでした。その後、いよいよ寝たきりになってトイレに行けなくなると、そうした状態への準備を何もしていない中で、劇的な不安定さが生じました。家族もそうです。その中で、その方の表情がどんどん変わっていきました。家族、子どもたちが自分の面倒をこんなに看てくれるとは思わなかったのです。「今が一番幸せだ」と、彼は言っていました。亡くなる一週間前でした。

「神様」という言葉は本人からは出てきませんでしたが、何か宗教性というか、それを私が意味づけしてよいか分かりませんが、その中に、今まで信じてきた世界とは違う、明らかにその人が穏やかだと思ういろいろなものが見え隠れしていると思いました。神様はそういう人をちゃんと見ていて、導いてくれているのではないかと思います。罪を認めて、「信じます」という人だけでなく、もっと広い意味で、神様は向こうから私たちを見守ってくれて、分け隔てなく導いてくれているのではないかと。

看取りの現場で、不特定多数の人がさまざまな世界観を持っている中で、個々の人の中にある宗教性を言葉にするのは難しいですが、一人一人の心の動きとして、大事なものを見ようとする力があることを感じます。

——具体的な宗教の信者でなくても、神様との通路みたいなものが人間には備わっていると感じるのでしょうか。

小澤　それは、皆持っているのではないかと思います。すべての人の中に、すでに神様はいるんじゃないかと。

看取りの現場は多様性があって、本当にさまざまです。妻や子どもを捨てたような人にも、神様はそこにいて、その人を愛してくださっているのだと思います。そう信じて、思い続けるしかない。最後の最後の瞬間に、その人の中に光るものを感じるのです。そういう時、「ああ、ここにいらっしゃるんだな」と感じます。それを本人が感じることができれば、「アーメン」だと思っています。

日本でキリスト教の果たす役割

――樋野先生は、無宗教と言われている日本で、キリスト教の果たす役割をどう見ておられますか。

樋野　前章でも触れましたが、日本人のクリスチャンは人口の一パーセント以下と言われていますが、聖書を読んだことのある人は二〇パーセントくらいいるそうです。子どもの時に、キリスト教系の学校に通っていたり。今は一パーセントですが、いつか九〇パーセントになる国ではないかと思っています。いまやるべきことは敷居を下げることです。敷居を下げておけば、いつか入ってくる。

――クリスチャンの先輩で尊敬する人はいますか。

樋野　内村鑑三、新渡戸稲造、南原繁、矢内原忠雄の四人です。内村と新渡戸は同期生、南原と矢内原は同時代の人です。例えば内村と新渡戸は、北海道大学でクラーク博士から聖書を伝えられました。この二人組がいたから、周囲の学生の心も開かれ、受洗者が多く出たと思います。内村鑑三が一人だったら、近寄りがたくて、聖書の世界に深入りできない。しかし、新渡戸稲造は幅が広いから、よく補完した。逆に新渡戸だけだったとしても、広がらなかったでしょう。内村と新渡戸という異なる個性の人物が、同時代に同じ学校にいたから、周囲の学生の心が開けた。内村が縦軸としたら、新渡戸は横軸だね。まさに十字架ですね。

――小澤先生はいかがですか。

小澤　私が高校生の時に影響を受けたのが、マザー・テレサです。彼女は、その活動を手伝いたいと言った人に、「インドまで来なくていい。あなたの住む国の最も貧しい人に仕えなさい」と言いました。それが、私が日本で医師となった原点でもあります。内村鑑三の著作『代表的日本人』は好きな本ですが、その中にある樹木的成長という彼の言葉が好きです。「バラは自分の匂いを知らない。木は実をつけるが、その実が誰に食べられたかは知らない」。内村さんは当時、キリスト教会の異端児で苦労をされていたと思いますが、彼は自分の言動が、後世に評価してくれるものと思っていたのではないでしょうか。自分が発したメッセージを、自分が知らない誰かがよいと思ってくれればそれでよい。その樹木的成長の考え方が大好きです。自分がいまいろいろな活動をしています。自分への評価を私は知らなくていいと思います。逆に知らないほうがいいのではないかとも思います。大事なのは誰かから評価されることではなく、私の知りえないところで、苦しんでいた人が笑顔になってくれればよくて、それを私は知らなくてよい。そういう、樹木的成長のスタンスでいたいと思います。

もう一人は、奥田知志さんです。北九州市でホームレス支援をしている牧師です。私と同い年で、彼も困っている人を見捨てない、良きサマリア人です。彼はいま日本で一番影響力のあるクリスチャンの一人だと思います。小倉の元暴力団事務所の土地を、銀行から借りた資金で購入して、活動拠点にしましたね。その借金をクラウドファンディングで返しながら、さらに全国の生活困窮者のためにも資金を集めています。彼のメッセージがユーチューブで聞けます。話術もあるのですが、とても面白いですよ。彼の温かさ、隣人愛の強さにものすごく影響を受けていて、私たちはもっと社会にメッセージを発信したほうがいいと思うようになりました。隣人愛というものが社会で求められている中で、キリスト教を前面に出すかどうかはともかくとして、「この人、何でこんなことをしているんだろう。ああ、そうか、これって神様を信じているから、誰かのためにできるんだ」と思ってくれればいいんじゃないか。

地域の苦しむ人に気づき、温かな手を差し伸べる、そういう社会であるべきだと考えた時に、私たちは、もっと社会に対して声を上げていかなくてはいけない。一部の専門家しかできないことではなく、隣人愛はみんなに必要なものであるということが問われる時代だと思います。私は奥田さんほどの影響力はないとしても、苦しむ人に気づく担い手がもっと全国に、全世界に広がってほしいと思います。

――樋野先生も、内村の言葉で、好きなものはあるのではないでしょうか。

樋野 「人生の目的は品性の完成」とかね、自分の人生は与えられたもので、所有物ではないから、人に仕えてもらうのではなく、人に仕えよ、といった言葉が好きですね。

――人はつい自分を一番にしがちですが。そうではないのですね。

樋野　まあ、難しいけどね（笑）。自分のことは、ほっとけ気にするな。自分のことで、人が何と言おうと気にするな、文句を言われても気にするな、ということですね。人間はみな役割、使命があるから、その使命を淡々とやっていけばいい。

――がんカフェで、聖書の話をすることがあるのでしょうか。

樋野　僕は、宣教を意識してはやっていません。カフェで聖書を教えることもない。クリスチャンであろうとなかろうと参加して、そのうちの一人くらいは、聖書を読むようになったり、クリスチャンになる人もいますね。がん哲学外来は宗教ではなく人間学だから。誰にも平等なのです。

――表には出さなくても、がん哲学外来の土台には、聖書があるのでしょうか。

樋野　「はじめに言葉がありき」[14]、だからね。がん哲学外来は「言葉の処方箋」を出すだけです。そこで、聖書由来の言葉も語りますが、聖書に書かれているとは言わない。暗記した言葉を、患者の顔を見て言ってるだけだからね。僕が患者に言うのは、聖書の引用とか、内村、新渡戸、南原、矢内原の本を読んで、暗記した

14『聖書』ヨハネの福音書1章1節参照。

ことを言ってるだけです。

座右の聖句

――聖書の中で、好きな言葉を教えていただけますか。

小澤　私は自分の弱さを覚えているので、コリント人への手紙第二・一二章一〇節です。「私は、キリストのゆえに、弱さ、侮辱、苦悩、迫害、困難を喜んでいます。というのは、私が弱いときにこそ、私は強いからです」

弱さをきちんと表現しているこの箇所は、自分のメインテーマです。人は弱い時にこそ強い。そんなパラドックスですね。強さは弱さから生まれるものだと思っています。逆に、一見強い人というのは弱い。

――パウロが言った「肉体のとげ[15]」とは何か、想像することはありますか。

小澤　パウロの味わった苦労は想像を絶します。絶対に真似ができない。彼は本当に救われたのですね。だからこそ神様に選ばれ、数多くの書簡を聖書に残し、メ

15『聖書』コリント人への手紙第二（12章7節）にある記述。伝道者であるパウロが抱えていた持病か、内面的な欲望かなど、諸説ある。

ッセージを残した。彼は苦しめば苦しむほど、神の臨在を感じているような気がするのです。弱い時こそ、イエスの臨在をありありと感じたのではないか。だから、普通の人には見えないものを、彼は見えていたんでしょうね。

――苦しい時にはこの聖書箇所を唱えたりしますか。

小澤　毎日です。今日も百点は取れなかった……と思いながら。しかし、諦めるわけではないのです。〝上〟を目指す気持ちは持ちながら、できない時もなお認めてくれる神様とのつながりや、愛があるということは揺るがないので、強さになるのではと思います。

――樋野先生の座右の聖句は？

樋野　ヨハネの福音書の最初にある、「はじめにことばがあった」ですね。そして、「私は仕えられるためではなく、仕えるために来た」[16]。もう一つはエステル記の「もしかするとこの時のため」。大変な時も、後になってみれば、「もしかすると、この時のため」だったと分かることがあります。自分で選択したのではなく、与えられた試練が来て、人から背中を押されているという感じですね。そういうこ

16『聖書』マタイの福音書20章28節参照。

とが人生の中で、何度もあった。与えられた人生は自分の所有物ではないのです。だから、「自分のことで悩むな」です。
さっき小澤先生も言っていましたが、苦しみがあっても、それに対して忍耐が生まれる。忍耐は、練られた品性を生み、練られた品性が希望を生み出す。それは本当の希望です。[17] それゆえに、「ほっとけ、気にするな」の境地にいられる（笑）。

気になる聖書の登場人物

――聖書の登場人物で気にかかる人は誰でしょう。

小澤　ヨブですね。立派な信仰者と言われたヨブは、家族や財産が奪われ、全身腫物だらけになるのですから、私だったら逃げちゃう。あんなひどい目にあったら、私は弱いので、「神様のバカヤロー」と言って逃げます（笑）。ヨブのすごさというのは、あの不条理な事態の中で、ちゃんと反論するのです。周りの友人たちは、最初は黙って寄り添うのですが、だんだんヨブを責めます。「不幸が起こったの

17『聖書』ローマ人への手紙5章3、4節参照。

は、あなたの行いが悪いからじゃないのか」と。私たちもああいうことをしているんじゃないか。看取りの現場では、あのヨブ記のような場面にいるように思う時があります。

その他、弱さという点では、キリストの弟子の一人、ペテロですね。「主よ、私はどんな時もついていきます」とイエスに言っておきながら、イエスが捕まると裏切って逃げてしまう。それが人間なんですね。そういう弱さは、自分そのものだという気がします。

そして、やはりパウロですかね。ひどい目にあっても、何でこんなに笑顔でいられるんだろう。それでいて弱さを誇るパウロの姿というのは、ちょっとすごいですね。

樋野　僕もやはりヨブですね。ヨブが大変な時に、友人たちが憐れみと同情で接します。それでヨブは嫌になる。それでもヨブが立ち直るには、本人自らが変わっていかないといけない。ヨブ記は難しいですが、その現代的意義を問い直す必要があると思いますね。ただ、何回読んでも、すべては分からない。

――ヨブ記の中で、神様は、なぜヨブへの災いを許したかの理由は語っていないのですよね。ただ、「おまえには分からない」と伝えるだけ。

樋野 人間というのは、本人が耐えられる範囲内で苦難が与えられると聖書にはあります。いま苦難の中にある人も、その点に思いを馳せてみるとよいと思います。僕はそれをヨブ記から学びました。

小澤 私は、個人的な感想としては、ヨブだから耐えられたと思います。神様も分かっていて、最初、サタンがヨブの信仰を試すために災いを与えることを申し出た時に、何であんなことするのかと思いました。私はヨブにはなれないですね。人生は不条理なものだということを端的に表している。どんなに信仰深く生きて、「神様、ありがとうございます」と毎日言っていても、天地がひっくり返るような悪い出来事が起こるかもしれない。キリスト教が、単なるご利益宗教ではないということが、ここでも分かります。これをすればお金持ちになる、幸せになるというような簡単なものではなく。真面目に生き、真面目に教会に通っている人も、最悪の事態に陥ることがあるかもしれない。その困難の中にあってなお、光を見いだせるのか。普通は無理ですよね。絶望の中で苦しみの意味を問う。私たち凡人には計り知れないですが。

自殺者が一時期よりは減りましたが、コロナ禍以降、女性や若い人の自殺は増えています。日本のＧＤＰ（国内総生産）が世界有数であり、便利な世の中になったとしても、社会的な孤立や経済的格差などが進行する中で、ヨブ記の意味がますます問われると思います。今後、クリスチャンではない人にも、ヨブ記の本質をどう伝えるべきなのか、どう解釈したらいいか、伝えられたらよいと思います。

樋野　がん患者に接した時に、その患者を家族や友人が憐れみと同情で慰めたりするけれども、その時に嫌な気持ちになった患者さんが、ヨブ記を思い出すことがあるといいます。がん患者と接した時に、その悩みは、病気そのものより、実は人間関係に関することが多いのです。ヨブも、問題が起きた時に友人が来て、どうのように接したのか、そこに学ぶべきことがある。友の言ったことは最初は立派でしたが、ヨブがそれを受け入れずに反論したから、友人たちもきつい言い方になった。憐れみと同情で接する友人に、ヨブがどういう態度を取ったか。それが、がん哲学外来の学びでした。

聖書の奇跡　現代の奇跡

――聖書にはさまざまな奇跡が書かれていますが、医学の科学者の立場から、どう見ていますか。

樋野　奇跡とは、自分の思いを超えています。それがいつ与えられるかは分からないですが、そういう時があるとは思います。

――がんカフェがここまで広がっているのは、ある意味、奇跡と言えるのではないでしょうか。

樋野　まあ、訳が分からないね（笑）。ここまで続くとも、こんなに増えるとも思いませんでした。

小澤　聖書の「コヘレトの言葉」（伝道者の書）の言葉ですが、「すべての出来事に時がある」とあります。受け持ちの患者さんの臨終に立ち会うかどうかは、勤務シフトの関係で、必ず診るというわけではありません。でも、「この人の最期は、自分の番だったんだな」と思うことがあります。それは与えられたものとして感じます。

高校生の時に、まだ信仰はありませんでしたが、医学部に入るほどの成績がない中で、神様に「どうか医者にしてください。そしたら、人生を捧げます」とずっと祈っていました。そのうち、ほのかに神の臨在のようなもの、自分を待っている誰かを感じたように思った言葉があります。

少し前に、二名ほどのお別れがありました。一人はコロナに罹って回復した方、もう一人は、私の担当ではない患者さんでしたが、十日ほど臨時に担当した方で、最初は、なかなか心を開いてくれませんでした。しかし、ある時、劇的にマイナスからプラスに変わったのです。その後、臨時に担当する期間が終わった後も、何となく気になっていました。そして、今日、担当の先生がお休みで、私が診てお別れをすることになり、それは奇跡だと思いました。そういう出会いを、神様が作ってくださっている。そういう人生の最期の時に関して、神様の計らいを感じることがあります。

奇跡というと劇的な場面を想像しがちですが、日常生活の中での出会いと別れは、実は奇跡の連続ではないかと思います。なぜ、この人に、この瞬間に会うんだろう、なぜこの人といま、お別れをするんだろうという一つ一つのことに、不思議に思うことがあります。

著者略歴

樋野興夫（ひの・おきお）

1954年生まれ。医学博士。米国アインシュタイン医科大学肝臓研究センター、米国フォックスチェイスがんセンターなどを経て、順天堂大学名誉教授。新渡戸稲造記念センター長。順天堂大学医学部（病理・腫瘍学）客員教授。一般社団法人 がん哲学外来理事長。恵泉女学園理事長。東京女子大学理事。2002年癌研究会 学術賞、2003年高松宮妃癌研究基金 学術賞、2004年新渡戸・南原賞、2018年朝日がん大賞、長與又郎賞。著書に『がん哲学外来入門』（毎日新聞社）、『がん哲学外来へようこそ』（新潮社）、『こころにみことばの処方箋』『なぜ、こんな目にあわなければならないのか』（いのちのことば社）など著書多数。

小澤竹俊（おざわ・たけとし）

1963年生まれ。1987年、東京慈恵会医科大学医学部医学科卒業。現在、めぐみ在宅クリニックで終末期の在宅医療支援を行っている。小中学校、高校で「いのちの授業」を行うほか、一般社団法人 エンドオブライフ・ケア協会の代表理事を務め、終末期などで苦しむ人を精神的にサポートできる人材育成を行っている。著書に『今日が人生最後の日だと思って生きなさい』『あなたの強さは、あなたの弱さから生まれる』（アスコム）、『折れない心育てる いのちの授業』（KADOKAWA）など著書多数。

文中の聖書の言葉は『聖書 新改訳2017』を引用しています。

死を意識して生きる希望

2023年11月20日発行

著者　樋野興夫　小澤竹俊

発行　いのちのことば社

〒164-0001　東京都中野区中野2-1-5
編集　Tel. 03-5341-6924
営業　Tel. 03-5341-6920
　　　Fax. 03-5341-6921

新刊情報はこちらから

カバー装丁　Yoshida grafica　吉田よう子

印刷・製本　日本ハイコム株式会社

Printed in Japan
　ISBN978-4-264-04457-4